Petra Schuster

INSEL für Kinder

Integrative Sensomotorische Logopädie für sprachentwicklungsverzögerte Kinder

Petra Schuster

INSEL für Kinder

Integrative Sensomotorische Logopädie für sprachentwicklungsverzögerte Kinder

verlag modernes lernen - Dortmund

Herstellung: Löer Druck GmbH, Dortmund

Bestell-Nr. 1919 ISBN 3-8080-0521-1

Inhalt

1. Einführung – Die Integrative sensomotorische Logopädie als sprachtherapeutisches Konzept

Das Erlernen und Funktionieren der Sprache erscheint uns selbstverständlich. In unserer Gesellschaft gilt jedes vierte Kind im Vorschulalter als sprachauffällig und jedes zehnte Kind bedarf einer längerfristigen logopädischen Therapie.
Viele dieser Kinder mit Sprachentwicklungsverzögerungen werden, nachdem sie von Eltern, Erziehern oder Kinderärzten erkannt wurden, im Rahmen einer logopädischen Therapie behandelt.
In der logopädischen Befunderhebung stellt sich heraus, dass bei vielen dieser sprachauffälligen Kinder ebenfalls eine sensomotorische Entwicklungsverzögerung vorliegt.

Die behandelnde Logopädin steht dann vor dem Problem, dass sie die verzögerte sensomotorische Entwicklung ihres Patienten zwar bemerkt und im Folgenden eine entsprechende motorische Förderung empfiehlt, aber oft aufgrund der Schwere der Sprachentwicklungsverzögerung nicht mit dem Beginn der Sprachtherapie warten kann, bis sich die Wahrnehmungs- und Bewegungsfähigkeiten des Kindes verbessert haben.
Die Sprachtherapie muss ergo in der Praxis parallel zur physiotherapeutischen Förderung erfolgen.

Es gibt viele Behandlungskonzepte in der Sprachtherapie, die jeweils unterschiedliche Schwerpunkte setzten – unter anderem auch im Bereich der Motorik. Trotzdem ist die Verknüpfung von motorischen und sensorischen Angeboten mit den logopädischen Inhalten bisher nur angedacht, so dass in der Praxis weiterhin die Trennung von basaler Förderung und tatsächlicher logopädischer Arbeit erfolgt – oder dass der Schwerpunkt auf der sensomotorischen Therapie liegt und die sprachtherapeutische Arbeit nur noch einen kleinen Teil der Behandlung einnimmt.

Erste Ansätze einer Integration beider Therapiegedanken finden sich zum Beispiel im Konzept der „Lautunterstützenden Bewegungen“ von Ulrike Wohlleben, in dem eine gute Verknüpfung von (Fein-) Motorik und Lautanbahnung vorgestellt wurde.

Das INSEL-Konzept geht jedoch noch einen Schritt weiter und stellt Grundsätze für eine gekoppelte sensomotorische und logopädische Therapie vor.
Die Bedeutung der sogenannten Basalen Sinne für die Entwicklung eines Kindes ist heute vor allem durch die Arbeit von Jean Ayres bekannt – und dieses Wissen ist in den letzten drei Jahrzehnten von Fr. Dr. Inge Flehmig und MitarbeiterInnen in Deutschland erfolgreich in der Behandlung zahlreicher Kinder eingesetzt worden.
Das Ziel dieses Buches ist es, dem Leser die Bedeutung der Körpersinne für die einzelnen Dimensionen der Sprache in der logopädischen Diagnostik und Therapie darzulegen.
Darauf aufbauend wird das INSEL-Behandlungskonzept vorgestellt, welches sensomotorische und logopädische Förderung als Einheit anbietet.

Im Sinne der INSEL-Behandlung stellt die Förderung der Sensomotorik des Kindes somit immer eine Seite der Therapie dar, um zu einem variantenreicheren und ökonomischeren Bewegungsrepertoire zu gelangen. Dieser Variantenreichtum der Wahrnehmung und der Motorik soll die Hirnreifung anregen und hat klare Auswirkungen auf die Sprache und das Lernen des Kindes – auch hier entwikkelt sich im Verlauf der Behandlung mehr Kreativität und vor allem mehr Souveränität im Umgang mit den eigenen (Ausdrucks-) Fähigkeiten.
Auf der anderen Seite handelt es sich um eine Therapiemethode, in der die Therapeutin die logopädischen Behandlungsziele der einzelnen Stunden klar vor Augen hat und entsprechend viele, oft direktive Vorgaben macht.
Anders als in der sensorischen Integrationsbehandlung werden sensorische und motorische Erfahrungen mit sprachtherapeutischen Einheiten gekoppelt, die nicht vom Kind entwickelt, sondern von der Logopädin eingebracht werden.
So sind INSEL-Behandlungskreise entstanden, die keine sensorische Integrationstherapie darstellen, sondern klare logopädische Behandlungseinheiten sind und das Ziel verfolgen, bestimmte sprachliche Fähigkeiten zu verbessern.

Eine Therapie nach dem INSEL-Konzept kann und soll keine physiotherapeutische oder ergotherapeutische Behandlung ersetzen.

Im Gegenteil: Es ist für die meisten betroffenen Kinder am wirkungsvollsten, wenn die logopädische Therapie an eine laufende oder bereits abgeschlossene sensomotorische Förderung anknüpfen kann.

Genau an diesem Punkt setzt INSEL – die Integrative Sensomotorische Logopädie für sprachentwicklungsverzögerte Kinder an.

2. Grundlagen des INSEL-Konzepts

1979 veröffentlichte die Ergotherapeutin A. Jean Ayres das Buch „Sensory Integration and Learning Disorders“ und im gleichen Jahr auch „Sensory Integration and the Child“ – besser bekannt unter dem deutschen Titel „Bausteine der kindlichen Entwicklung“ -, die die therapeutischen Möglichkeiten in der Behandlung entwicklungsverzögerter Kinder revolutionieren sollte.
Die von Ayres beschriebene sensorische Integrationsbehandlung (SI-Therapie) stellte das Kind und seine sensorischen Fähigkeiten in den Mittelpunkt der Behandlung und gab völlig neue Wege in der Therapie vor. Nicht nur das Aussehen der Behandlungsräume und die Auswahl der Therapiematerialien veränderte sich deutlich, sondern auch die Einstellung der Therapeutinnen zu ihrer Arbeit musste neu überdacht werden.
Noch heute stellen die Gedanken von Ayres die Grundlage für die SI-Behandlung dar, auch wenn sich im Laufe der Jahre diese Therapieform weiterentwickelt hat.

In Deutschland steht vor allem der Name von Fr. Dr. Inge Flehmig für die weite Verbreitung der SI-Therapie – unter anderem durch die Gründung des Instituts für Kindesentwicklung in Hamburg, das einerseits vielen betroffenen Familien Hilfe bietet und anderseits durch die Ausbildung von Therapeutinnen, Ärztinnen und Pädagoginnen in der sensorischen Integrationsförderung die Gedanken dieser speziellen Behandlung in den verschiedensten Bereichen weiter gibt.

Für das Verständnis des INSEL-Konzeptes ist es unerlässlich, sich mit den grundlegenden Gedanken der Sensorischen Integrationstherapie zu befassen.

2.1 Die sensorische Integrationsbehandlung

Unter Sensorischer Integration versteht Ayres den physiologischen Vorgang der Verarbeitung von Sinneseindrücken jedes einzelnen Wahrnehmungskanals und das Zusammenfügen dieser verschiedenen Informationen zu einer gesamten Einheit.

Diese komplexe Eingliederung aller Sinnesempfindungen in ein Ganzes bildet die Grundlage sowohl für motorische Fähigkeiten als auch für alle Reaktionen eines Menschen auf seine Umwelt wie z.B. Aufmerksamkeit, Motivation, Neugier, Lern- und Aufnahmemöglichkeiten.
Ziel der Therapie ist es folglich, die Wahrnehmungsfähigkeit der einzelnen Sinneskanäle zu schulen und eine verbesserte Zusammenarbeit – Integration – dieser Kanäle zu erreichen. In ihrer Theorie der Sensorischen Integrationsförderung hat Ayres dargelegt, dass eine veränderte sensorische Integration eines Kindes zu einer deutlichen Verhaltensänderung und Verbesserung aller Leistungen führt.

Ayres unterteilt die Sinne eines Menschen in „Basale Sinne“ und „Fernsinne“.
Zu den basalen Sinnen gehören im System der SI-Therapie der Gleichgewichtssinn, der Tiefensinn und der Hautsinn.
Als Fernsinne werden das Sehen, das Hören, das Riechen und das Schmecken genannt.

Die SI-Therapeutinnen gehen von der grundlegenden Bedeutung der drei basalen Sinne für die gesamte Entwicklung des Kindes aus und arbeiten schwerpunktmäßig in diesen drei Wahrnehmungssystemen.
Im Folgenden wird für diese drei Basissinne jeweils der Aufbau des Sinnesorgans im Zusammenhang mit der Bedeutung für die motorischen Fähigkeiten jedes Menschen dargestellt.
Besonderes Augenmerk liegt dabei auf der Bedeutung der einzelnen Wahrnehmungskanäle für die Sprachentwicklung und die sprachlichen Fähigkeiten.

2.2 Das auditiv-vestibuläre System

Unser Gleichgewichtssystem hat verschiedene Aufgaben, die sich auch im komplexen Bau der Sinnesorgane wiederspiegeln.
Die Gleichgewichtsorgane des Menschen, das sogenannte Vestibularsystem befindet sich im Schläfenbein in direkter Verbindung zum Mittelohr und zur Schnecke und besteht aus dem Labyrinth bzw. den drei Bogengängen, in denen sich innerhalb von häutenen Schläuchen die sogenannten Peri- und Endolymphe befinden. Vestibuläre Reize entstehen, wenn durch Bewegung des Kopfes oder

des Körpers eine Bewegung der Lymphe ausgelöst wird, die dann die Rezeptoren der Macula- und Cupulaorgane erregen und diese Erregung über den Nervus vestibularis in Form von elektrischen Impulsen an das zentrale Nervensystem weitergeben.
Außerdem erreichen u.a. auch optische Informationen das Gehirn, die es zusammen mit den vestibulären Informationen möglich machen, die Aktivität der Skelettmuskulatur so zu steuern, dass sich der Körper im Gleichgewicht und im aufrechten Gang halten kann.

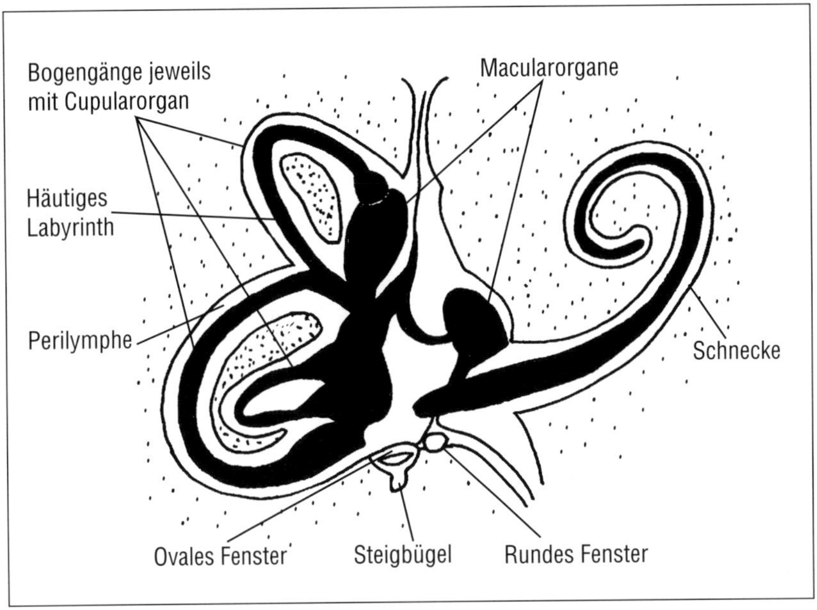

Abb. 1: Schematische Darstellung des Ohres und des Gleichgewichtsorgans. Schwarz gezeigt ist die im häutigen Labyrinth befindliche Endolymphe

2.2.1 Aufbau und Aufgaben des vestibulären Systems

Die Reizung des vestibulären Systems erfolgt in verschiedenen Situationen und dient unterschiedlichen Zwecken:
Erst einmal ermöglicht es unser Gleichgewichtssystem, dass wir permanent Informationen über die Erdanziehungskraft bekommen und so eine konstante Orientierung haben. Nur so können wir uns ökonomisch gegen die Schwerkraft aufrichten sowie Körper und

Kopf gerade halten oder je nach Situation schnell neu einstellen. Diese Einstellreaktionen der Muskulatur sind Reflexreaktionen und nicht willkürlich gesteuert.
Sobald wir die Orientierung des oben/unten verlieren, verändert sich der Spannungszustand unserer Rumpfmuskulatur; sobald sich der Körper in Unsicherheit über das Bezugssystem befindet, wird die gesamte Motorik auf „Vorsicht“ (kontrollierter und fester) schalten.

Des weiteren werden in den Gleichgewichtsorganen die Veränderungen der Bewegungsgeschwindigkeit und der Bewegungsrichtungen des eigenen Kopfes und damit des ganzen Körpers registriert. Diese Wahrnehmung ist notwendig, um auf alle Lageveränderungen angemessen reagieren zu können. So werden durch eine vestibuläre Stimulation als Reflexreaktion Veränderung des muskulären Zustandes des ganzen Körpers ausgelöst.
In diesem Zusammenhang fällt das Verständnis leichter, wenn wir an die vielfältigen Reaktionen unseres Körpers denken, die durch einen Sturz ausgelöst werden. Das Abstützen mit den Händen und Armen, das Hochreißen des Kopfes, die schlagartige Erhöhung des Spannungszustandes des ganzen Körpers ist jedem geläufig.
Durch die massive vestibuläre Stimulation, also das Fallen, werden Bewegungsreaktionen ausgelöst, die schlimmere Verletzungen verhindern sollen.
Doch meistens fallen wir gar nicht, sondern fangen unseren möglichen Sturz ab. Die Gleichgewichtsstimulation löst also so feinabgestimmte Tonusveränderungen des ganzen Körpers aus, dass wir in Sekundenschnelle wieder fest auf den Beinen stehen.

So wenig wir im Alltag bewusst an unser Gleichgewicht denken, so unerlässlich ist dessen ungestörte Funktion für unsere Motorik, unsere Orientierung, unser Selbstbewusstsein und unsere Sprache. Wir sprechen im Alltag davon, dass wir „im Gleichgewicht sind“ (also aufnahmebereit und konzentriert), oder dass wir „aus unserem Gleichgewicht geraten“ und dann nicht mehr aufmerksam für Informationen von außen sind. In diesen Worten spiegelt sich eine neurophysiologische Realität wieder: Das vestibuläre System wird von Ayres und Flehmig als zentrale Steuereinheit bei der Verarbeitung aller Sinneseindrücke bezeichnet.

Wenn aufgrund einer Störung des Gleichgewichtssystems eine veränderte Weiterleitung oder Hemmung anderer Sinneseindrücke erfolgt, verändert sich die gesamte Konzentration und Aufmerksamkeit des Menschen – und entsprechend sind sämtliche anderen Sinne ebenso beeinträchtigt wie der vestibuläre Kanal.

Wichtig ist es an dieser Stelle, auf die enge Verknüpfung von vestibulärer und auditiver Wahrnehmung hinzuweisen.
Die formale Trennung von Vestibularorgan und Hörorgan verstellt den Blick darauf, dass die beiden Systeme direkt nebeneinander, in gewisser Weise ineinander übergehend im Schädel liegen.
Die Art der Erregung der Sinneszellen ist ähnlich, durch die Bewegung der Lymphe werden Sinneshärchen ausgelenkt und der Reiz in elektrische Impulse umgewandelt. Schließlich kommt es zu Wechselwirkungen zwischen beiden Organen. So erklärt sich, dass durch eine heftige Bewegung Ohrensausen ausgelöst werden kann, ebenso wie Lärm zu Schwindel und Übelkeit führen kann.

2.2.2 Aufbau und Aufgaben des auditiven Systems

Unser Hörapparat besteht aus verschiedenen Strukturen (Äußeres Ohr, Mittelohr und Innenohr), die jeder Sprachtherapeutin geläufig sind und an dieser Stelle nicht ausgeführt, sondern nur aus einem anderen Blickwinkel ergänzend betrachtet werden sollen.

Jedes Geräusch erzeugt eine Schallwelle, die von der Ohrmuschel aufgefangen und in den Gehörgang weitergeleitet wird. Unter anderem von Tomatis wurde erläutert, dass die komplexe Form der Ohrmuschel dazu führt, dass dasselbe Schallereignis dreimal hintereinander in das Ohr weitergeleitet wird. Die Bedeutung dieser mehrfachen Stimulation wird im Verlauf deutlich.
Die Schallwellen treffen auf das Trommelfell und versetzen es in Schwingungen, die auf die Gehörknöchelchenkette übertragen werden. Die Luftdruckschwankungen werden somit in mechanische Impulse umgewandelt. Im Mittelohr kann über eine Tonusveränderung der Muskeln, die am Trommelfell oder den Gehörknöchelchen ansetzen, eine Veränderung der Weiterleitung der ankommenden Reize ausgelöst werden. So können bestimmte Frequenzen abgeschwächt oder verstärkt werden.

Über das ovale Fenster erfolgt wiederum eine Umwandlung der Impulse, diesmal wird die im Innenohr (Cochlear) befindliche Lymphe in Bewegung versetzt und läuft als Welle durch die Schnecke hindurch. Je nach Art der Welle werden bestimmte Strukturen (Sinneshärchen innerhalb der Cortiorgane) des Innenohres gereizt und melden diese Reizung über den N. akusticus weiter. Da dasselbe Schallereignis mehrfach auftrifft, hat das Mittel- und Innenohr Gelegenheit, sich mit Hilfe von muskulären Veränderungen innerhalb des Trommelfells, der Gehörknöchelchenkette und der Cortiorgane auf das Gehörte einzustellen – und so beim zweiten und dritten Durchgang das Ereignis sehr viel genauer zu analysieren. Diese Einstellung erfolgt in Bruchteilen einer Sekunde und ermöglicht es, differenzierte sprachliche Strukturen zu unterscheiden und abzuspeichern.

Ebenso wie das Gleichgewichtsorgan verhilft uns auch unser Gehör zur Orientierung im Raum und zur Orientierung unseren Gesprächspartnern gegenüber. Wir können über den auditiven Kanal sowohl die Größe eines Raumes, die Entfernung zu einer Geräuschquelle als auch die Richtung, aus der eine Stimme kommt, abschätzen und unseren Körper und Kopf entsprechend einstellen.
Außerdem ermöglicht eine gute auditive Verarbeitung die Entschlüsselung und Abspeicherung komplexer sprachlicher Muster und bildet die Grundlage für jede sprachliche Entwicklung.

2.2.3 Die Bedeutung des auditiv-vestibulären Systems für die Sprache im INSEL-Konzept

Die Basis für eine normale Sprachentwicklung ist ein gutes Sprachverständnis – und die Voraussetzungen von Seiten des Kindes für den Erwerb eines gutes Sprachverständnisses sind wiederum eng an die vestibuläre und auditive Wahrnehmung gekoppelt.
Das Kind muss aus den Hintergrundgeräuschen die relevante Stimme der Eltern heraushören (selektive Wahrnehmung bzw. Vorder-/Hintergrunddifferenzierung), den Blick zum Gesicht des Sprechers wenden (Lokalisation der Geräuschquelle bzw. Richtungshören), Blickkontakt halten (gute Einstellung des Kopfes) und dann eine Analyse des Gehörten vollziehen (auditive Differenzierung in betonte/unbetonte Anteile, Äußerungslänge, Lautstärke etc.) und mit

der gesamten Situation abgleichen, z.B. mit Mundbild, Mimik und Gestik der Eltern.
Eine gute vestibuläre Wahrnehmung ermöglicht es dem Kind, aufmerksam zuzuhören, das Gehörte zu verarbeiten und schon innerhalb des ersten Lebensjahres Muster abzuspeichern, die die Analyse von Sprache ermöglichen. Somit wird die Grundlage zur späteren Differenzierung von Lauten und Worten, und zur eigenen Sprachproduktion geschaffen. Die vestibuläre Verarbeitung ist grundlegend verknüpft mit einer guten auditiven Verarbeitung und Differenzierung.

Zusätzlich bedarf es für eine ungestörte expressive Sprachentwicklung neben eines guten Sprachverständnisses und einer guten auditiven Wahrnehmung auch einer normalen Funktionsfähigkeit der Sprechorgane.
Um die komplexen artikulatorischen Bewegungsmuster auszuführen zu können, ist die Qualität der Feinmotorik im orofacialen Bereich ausschlaggebend.
Wenn das Vestibularsystem normal arbeitet, dann steht dem Kind die freie Beweglichkeit aller Muskelgruppen ohne einschießende unwillkürliche Tonusveränderungen zur Verfügung – eine gute Muskelspannungsregulation der Grobmotorik und auch eine gute Tonusregulation im Gesichtsbereich ist möglich. Die Kombination aus guter Körper- und Kopfaufrichtung und großem Bewegungsrepertoire der Mundmotorik bewirkt eine normale orofaciale Regulation und als Folge eine gute Artikulationsfähigkeit des Kindes.

Ein weiterer entscheidender Faktor, der eine gute vestibuläre Wahrnehmung voraussetzt, ist die gute Filterung aller Sinneseindrücke, die zu einer guten Aufmerksamkeit, einer altersentsprechenden Konzentration und einer guten Abspeicherung von sprachlichen Mustern beiträgt.

2.3 Das taktile System

Als taktile Wahrnehmung wird das Empfinden von Reizen auf und mit Hilfe der Körperoberfläche bezeichnet, wobei die wichtigsten Tastorgane mit dem besten Auflösungsvermögen der Mundinnenraum (orale Wahrnehmung) und die Handinnenfläche (palmare Wahrnehmung) sind.

2.3.1 Aufbau und Aufgaben des taktilen Systems

In den verschiedenen Schichten der Haut befinden sich Sensoren für Berührungsreize, deren unterschiedliche Informationen im zentralen Nervensystem verarbeitet werden und so eine differenzierte Wahrnehmung ermöglichen.

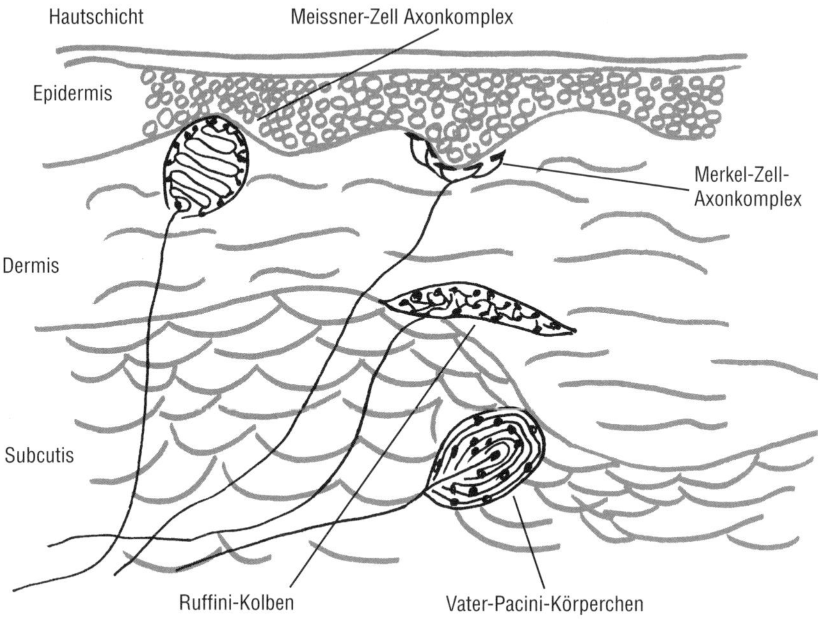

Abb. 2: Schematische Darstellung von vier Sensortypen in der Haut. Die Meissner- und Merkel-Zell-Aconkomplexe weisen eine hohe Rezeptordichte und kleine rezeptive Felder auf – sie leisten einen großen Anteil an der taktilen Wahrnehmung der Oberflächenbeschaffenheit. Vater-Pacini-Körperchen (Vibrationsempfinden) und Ruffini-Kolben (beteiligt an der Gestalterfassung) haben große rezeptive Felder und eine geringere Rezeptordichte

Unsere Haut ist die Grenze zwischen dem eigenen Körper und der Umwelt, die Grenze zwischen drinnen und draußen. Um uns vor äußeren Einflüssen wie Verbrennungen, Vergiftungen oder Verletzungen schützen zu können, bedarf es eines sensiblen und verläs-

slichen Wahrnehmungssystems, das sofort jede Art von Berührungen, Temperaturveränderungen und ähnlichem meldet, kategorisiert und bei Bedarf schnelle Reaktionen auslöst.
Je nach Art des Umganges mit Material erhalten wir über unser taktiles System ganz unterschiedliche Informationen über die Umwelt. Wir ergreifen Dinge ein- oder beidhändig und erspüren so die Gestalt (Form und Größe), und können dann einschätzen, wie sich dieser Gegenstand im Vergleich mit anderen verhält oder auch, wozu dieser Gegenstand benutzt werden kann.
Genauso ist es möglich, Dinge mit den Fingerspitzen zu betasten und Informationen über die Oberflächenbeschaffenheit zu gewinnen.
Unsere taktile Wahrnehmung ermöglicht es, unsere Umwelt im wörtlichen Sinne zu begreifen und durch den permanenten Abgleich mit bereits gemachten Erfahrungen Begriffe zu bilden und zugleich zu bewerten.

Kinder mit einer normalen Hautwahrnehmung erforschen ihre Umgebung in den ersten Lebensmonaten und -jahren neben Hand- und Fingereinsatz auch intensiv mit dem Mund und lösen so vielfältige orale Reaktionen wie z.B. Speichelfluss, Such-, Saug- und Schluckreaktionen aus, die die Mundmotorik trainieren. Im Verlauf der Entwicklung gelangen die Kinder zu immer differenzierteren Bewegungsmustern der Zunge, Wangen und Lippen.

2.3.2 Die Bedeutung des takilen Systems für die Sprache im INSEL-Konzept

Ein funktionierender taktiler Sinn ermöglicht es dem Kind, ein altersgemäßes Sprachverständnis zu entwickeln.
Worte und Begriffe erlernen wir, indem wir das durch Betasten und Begreifen gewonnenes Wissen abspeichern und immer wieder mit neuen taktilen und visuellen Reizen abgleichen. Dieses ständige Erfassen bekannter und neuer Dimensionen mit Hilfe der Hautwahrnehmung ist Grundlage für unseren passiven und als Folge natürlich auch für unseren aktiven Wortschatz.

Außerdem bildet dieses verlässliche taktile Wissen die Grundlage für den Aufbau von Ordnungsstrukturen zur Abspeicherung von Umweltwissen und somit z.B. für das Erfassen von Oberbegriffen

und sprachlichen Strukturen, und auch die Voraussetzung für einen schnellen und korrekten Zugriff auf Wortfelder.
Eine gute semantische und syntaktische Entwicklung hängt also immer von einer ungestörten Hautwahrnehmung ab.

Taktile Informationen im Mundraum ermöglichen es, die vorhandenen oralen Reflexreaktionen zu integrieren, schnelle und gezielte Bewegungen auszuführen und feindosierte Muster zu spüren, abzuspeichern und zu wiederholen – und somit als Folge eine gute orofaciale Regulation und gute Artikulation zu erwerben.

2.4 Das propriozeptive System

Unter dem Begriff der Propriozeption, d.h. der Tiefenwahrnehmung werden Sinneseindrücke zusammengefasst, die durch die Reizung von Muskel-, Sehnen- und Gelenkrezeptoren zustande kommen: Der Kraftsinn, die Wahrnehmung von Positionen der Körperteile und die Wahrnehmung von Bewegungen (Kinästhesie).

2.4.1 Aufbau und Aufgaben des propriozeptiven Systems

Die Veränderungen eines Muskels werden durch die Längensensoren in den Muskelspindeln wahrgenommen und diese Informationen lösen die Regulation der Muskellänge aus. Die Muskelspindeln sind in jeder Skelettmuskulatur vorhanden, in besonders großer Dichte in der Nacken- und Fingermuskulatur.
Als weitere Wahrnehmungsqualität verarbeiten die Golgi-Sehnenorgane den Spannungszustand der Muskulatur. Sie liegen am Übergang der Muskelfasern in die Sehne und nehme die bei einer Muskelkontraktion entwickelte Spannung wahr.

Einen wichtigen Beitrag zur Einschätzung der Propriozeption leistet zusätzlich das vestibuläre System. Durch die ständigen muskuläre Reaktionen auf Lageveränderungen erhält der Mensch fortlaufende tiefensensible Informationen durch die ausgelösten Veränderungen der Spannung und der Gelenkstellung.
Dagegen spielen die Hautsensoren für die Propriozeption und auch für die kinästhetische Wahrnehmung der Bewegungen nur eine untergeordnete Rolle, selbst bei einer Betäubung der Haut verändert sich die Empfindung der propriozeptiven Reize nur minimal.

Die wichtigsten Rezeptoren für die Kinästhesie nehmen Dehnungen der Muskeln und Sehnen und Vibrationen in den Gelenken war.

Die propriozeptive Wahrnehmung ermöglicht es uns, die Stellungen unserer Gelenke und den Spannungszustand der Muskeln (Muskeltonus) zu registrieren und als Folge die Position unserer Körperteile zueinander zu erfassen.
Für die Abspeicherung eines korrekten Körperschemas bedarf es klarer, eindeutiger und verlässlicher Informationen über alle Körperteile und deren Verhältnis zueinander, so dass dann Begriffe wie oben / unten, vorne / hinten und rechts / links die tatsächliche räumliche Bedeutung am eigenen Körper wiederspiegeln und entsprechend kognitiv genutzt werden können.
Diese Wissen über den eigenen Körper bildet den Ausgangspunkt für eine altersgemäße Motorik und Handlungsfähigkeit – und somit auch für ein selbstbewusstes Auftreten des Kindes.

Eine gute Information über den Tonus und die Tonusveränderungen unserer Muskulatur ist Voraussetzung für eine gute Bewegungsqualität. Nur wenn Klarheit über das Bewegungsausmaß, den Beginn und das Ende der Bewegung und die benötigte Kraft besteht, wird die Bewegungsausführung flüssig und ökonomisch sein.
Die Dosierung der Muskelspannung und der Veränderung dieser hängt von einer guten Tiefenwahrnehmung ab. Durch die Wiederholung von Bewegungen und die damit auch wiederholte Wahrnehmung bestimmter Bewegungsabläufe kommt es zur Automatisierung dieser Abläufe. Im Laufe seiner frühen Lebensjahre erwirbt jeder Mensch eine große Anzahl von automatisierten und halbautomatisierten Bewegungsabläufen, die dann „unterbewusst" gesteuert werden, z.B. das Aufstehen, Laufen, Springen und Sprechen.

Immer wieder stellt sich in der Praxis auch der Zusammenhang zwischen einer guten Propriozeption und dem Aufmerksamkeits- und Konzentrationsverhalten eines Kindes dar. Für eine aufmerksame und interessierte Haltung benötigt der Mensch eine gute Grundspannung seines Körpers, die auch im Verlauf der Situation nicht zusammensacken darf – eine angemessene muskuläre Haltungs- und Bewegungsarbeit bildet die Basis für kognitive Leistungen.

2.4.2 Die Bedeutung des propriozeptiven Systems für die Sprache im INSEL-Konzept

Zur Integration der vestibulär und taktil ausgelösten Reflexreaktionen ist die propriozeptive Wahrnehmung unerlässlich. Diese Integration meint eine Überlagerung der primären Reflexreaktionen durch Großhirnaktivität oder auch Willkürmotorik.
Außerdem lösen propriozeptive Informationen Hirnreifungsprozesse aus (Verknüpfung der Zellen einer Hirnhälfte untereinander und auch die Verknüpfung der beiden Hemisphären).

Durch die propriozeptiven Informationen werden die orofacialen Reaktionen integriert und es entwickelnd sich altersgemäße Mundfunktionen, die neben der Nahrungsaufnahme unter anderem auch für eine gute Kieferentwicklung und eine normale Zahnstellung verantwortlich sind.
Die Tiefenwahrnehmung ist notwendig für gute, dosierte und fließende Bewegungen des Körpers und für die Abspeicherung von im Alltag benötigten Bewegungsmustern.

Auch die Artikulation gehört in den Bereich der automatisierten Bewegungen, über die wir beim Sprechen nicht mehr nachdenken müssen. Eine gute Propriozeption ermöglicht eine gute Aufrichtung des Körpers und Kopfes, ein gutes Bewegungsrepertoire und somit eine variantenreiche Grob- und Feinmotorik – also auch eine klare und fehlerfreie Aussprache.

Durch eine altersgemäße Hirnreifung kommt es zu einer guten Lateralitätsentwicklung und zu einer für die Sprache notwendigen Spezialisierung der Hirnhälften – Voraussetzung für einen normalen Sprechrhythmus und Sprachfluss.

Das korrekte Wissen über räumliche und körperliche Beziehungen sowie das Wissen um Strukturen ermöglicht sowohl ein gutes Sprachverständnis von Relationen, Präpositionen und ähnlichem als auch den korrekten semantischen, syntaktischen und grammatischen Gebrauch solcher Worte.

Als weiterer wichtiger Zusammenhang sei an dieser Stelle noch die Bedeutung der Tiefenwahrnehmung für eine normale Stimmfunktion genannt. Nur wenn die Tonusregulation auch auf Kehlkopfebene funktioniert und eine gute Zusammenarbeit aller an der Stimmgebung beteiligten Muskelgruppen erfolgt, klingt das Ergebnis dann normal: eine angemessene Lautstärke der Sprechstimme, gute prosodische Veränderungen, ein normaler Stimmklang in allen Dimensionen.

3. INSEL-Diagnostik

Da die Grundlage der INSEL die Sensorische Integrationsbehandlung ist, muss vor der Therapieplanung neben der normalen logopädischen Untersuchung der sprachlichen Kompetenzen eines Kindes auch eine Einschätzung seiner sensomotorischen Fähigkeiten erfolgen. Hierfür ist sowohl das Wissen über die normale sprachliche und sensomotorische Entwicklung als auch die Kenntnis der Einteilung und Beschreibung der Störungsbilder der SI-Therapie notwendig.

Die Feststellung von Sensorischen Integrationsstörungen beruht immer auf einer Verdachtsdiagnose, die sich aus mehreren Teilen zusammensetzt und erst dann als aussagekräftig angesehen wird, wenn sich in unterschiedlichen Untersuchungen Auffälligkeiten zeigen. Wie bei einem Puzzle fügt die Therapeutin die verschiedenen Informationen aus den Tests, Spielen und Gesprächen zusammen und erhält dann einen Gesamteindruck von der sensomotorischen Verarbeitungsfähigkeit des Kindes.

3.1 Einteilung der Störungsbilder in der Sensorischen Integrationstherapie

Innerhalb des Systems der Sensorischen Integrationstheorie werden die möglichen Auffälligkeiten der Kinder als erstes nach dem basalen Wahrnehmungskanal eingeteilt, der hauptsächlich betroffen ist.

Es gibt folglich drei Störungsbilder:

- Kinder mit vestibulären Wahrnehmungsstörungen
- Kinder mit taktilen Wahrnehmungsstörungen
- Kinder mit propriozeptiven Wahrnehmungsstörungen

Diese drei Diagnosen werden dann differenziert, in dem die Art des Kindes, mit Reizen umzugehen, beurteilt wird. Sucht ein Teil der Kinder nach bestimmten Sinnesreizen, dann spricht Ayres von einer Unterempfindlichkeit in diesem System, der andere Teil der Kinder vermeidet die entsprechende Stimulation und wird als überempfindlich beschrieben.

In der Praxis wird bei jedem Kind eine Vermischung der drei Störungsbilder zu finden sein, da es eine Verarbeitungsstörung nur innerhalb eines Kanals nicht gibt. Eine isolierte Beeinträchtigung würde auch der Vorstellung widersprechen, dass Sensorische Integration die Zusammenführung von Informationen aller Sinnesbereiche zu einem Ganzen ist, das dann wiederum unsere Motorik, unserer Sprache und unser Verhalten steuert. Jede Störung eines Sinnes hat immer Auswirkungen auf die anderen Wahrnehmungsbereiche.

Wichtig ist in diesem Zusammenhang, dass es auch eine Vermischung der Über- und Unterempfindlichkeiten gibt – es ist durchaus möglich, dass ein Kind vestibuläre Reize deutlich vermeidet, taktile Reize dagegen intensiv sucht. Eine gute Diagnostik erfasst alle Sinnesbereiche und die Art des Umgangs mit Reizen der verschiedenen Systeme.

Die Beschreibung der Wahrnehmungsauffälligkeit lautet folglich in der Regel Sensomotorische Verarbeitungsstörung und muss im Zuge der Diagnostik für jedes Kind genauer erfasst und beschrieben werden.

Zum besseren Verständnis werden die drei oben genannten Störungsbilder im Folgenden einzeln beschrieben.

3.1.1 Vestibuläre Verarbeitungsstörungen

Gleichgewichtsreize entstehen durch aktive und passive Kopf- und Körperbewegungen – die Intensität der Wahrnehmung hängt davon ab, wie viel, wie schnell und in welcher Richtung der Kopf aus der Aufrichtung gebracht wird und wie lange diese Bewegung anhält. Das Empfinden hierüber wird außerdem vom Vorhandensein visuellen Orientierungspunkte beeinflusst.

Die Wahrnehmung vestibulärer Veränderungen löst von Geburt an Reflexreaktionen aus, die zur normalen Bewegungsentwicklung notwendig sind.
So werden unter anderem im ersten Lebensjahr, die Asymmetrisch-tonische Nackenreaktion (ATNR), die Symmetrisch-tonische Nak-

kenreaktion (STNR), die Mororeaktion, die Labyrinthreaktionen und etliche weitere motorische Reflexreaktionen durch Lageveränderungen ausgelöst.

Diese „programmierten" Bewegungsabläufe ermöglichen es dem Kind im Verlauf seiner motorischen Entwicklung durch den vorgegebenen Wechsel zwischen symmetrischen und asymmetrischen Bewegungen, durch den bedingten Tonuswechsel und die Zusammenarbeit der Körperhälften ein angemessenes Bewegungsrepertoire aufzubauen. Der Abbau der Reflexreaktionen erfolgt durch Überlagerung mit Großhirnaktivität oder anders ausgedrückt durch Integration der unwillkürlichen Motorik in die Willkürmotorik.

Eine veränderte Wahrnehmung der Gleichgewichtsinformationen führt immer zu einer veränderten Bewegungsentwicklung.

3.1.1.1 Im Sinne einer vestibulären Überempfindlichkeit

Kinder, die überempfindlich auf vestibuläre Reize reagieren, versuchen möglichst alle Reize dieser Art zu vermeiden oder die Stimulation so gering wie möglich zu halten, da jede Gleichgewichtsinformation zur Irritation führt. Diese Kinder werden auch als Schwerkraftverunsichert bezeichnet, d.h. nicht einmal die Erdanziehung kann von ihnen als konstante Orientierungsgröße wahrgenommen werden.

Die Kinder suchen Sicherheit, indem sie Bewegungen des Kopfes möglichst gering halten und vor allem diejenigen Kopf- und Körperbewegungen vermeiden, die sie aus der Aufrichtung herausbringen.
In ihrem Spiel halten die Kinder den Kopf möglichst aufrecht, außerdem findet sich oft ein sehr fester Schulter-Nackenbereich, der die Kopfaufrichtung zusätzlich unterstützt. Es liegt ein erhöhter Muskeltonus im Schulter-Nackenbereich vor.

Die vestibulär ausgelösten Reflexreaktionen werden im Verlauf der Entwicklung der ersten Lebensjahre nicht komplett integriert, sondern bleiben bestehen und sind vermehrt beobachtbar. Die motorische Entwicklung verläuft deshalb nicht normal, oft erwerben diese Kinder nur wenig Rotation und verfügen insgesamt über ein eingeschränktes Bewegungsrepertoire.

Aufgrund der vermehrten Auslösung der motorischen Reflexreaktionen schildern Eltern ihre Kinder im Diagnostikgespräch oft als unruhige, schlecht zu beruhigende und sehr anstrengende Babys. Im weiteren Verlauf beschreiben die Eltern dann, dass die Kinder wenig bewegungsfreudig sind, die Bewegungsentwicklung insgesamt verzögert oder verändert war und Tätigkeiten wie Klettern, Schaukeln und ähnliches deutlich später erlernt wurde als von anderen Kindern.

Je weniger ein Kind sich bewegt, desto weniger werden die Muskeln trainiert. Gerade Dinge wie Drehen, Kriechen, Krabbeln, Springen und Klettern tragen dazu bei, dass das Kind eine gute Rumpfmuskulatur aufbaut. Bei vielen Kindern mit vestibulären Überempfindlichkeiten findet sich aufgrund des Versuchs, Bewegungen zu vermeiden und des daraus resultierenden Bewegungsmangels eine Schwäche der Muskulatur, die als niedriger Muskeltonus des Rumpfes oder Tonusregulationsstörung ausgeprägt ist.

Durch die noch immer bestehenden motorischen Reflexreaktionen wie z.B. die ATNR sind beim Kind auch Einschränkungen in der Auge-Hand-Koordination zu erkennen.
Insgesamt benötigen diese Kinder sehr viel Sicherheit und Orientierung über die Augen, so dass sie selbst oft einen Punkt im Raum oder das Gegenüber fixieren (starrer Blickkontakt). Als logische Folge entstehen Probleme, wenn fließende, dosierte Augenbewegungen erforderlich sind. Spätestens in der Schule fällt auf, dass der Blick springt, nicht flüssig das Schriftbild verfolgt werden kann und infolgedessen das Abschreiben von der Tafel durch permanente Blickabstandsveränderung nur schlecht gelingt.

Kinder mit vestibulären Überempfindlichkeiten sind oft sehr aufmerksam und auch gut konzentriert, wenn sie die Möglichkeit haben, sich eine feste Position zu suchen. In der Bewegung verändert sich das Verhalten der Kinder auffällig, so können sie beim Gehen nicht zuhören oder müssen zum Sprechen stehen bleiben.

3.1.1.2 Im Sinne einer vestibulären Unterempfindlichkeit

Hier suchen die Kinder viele und starke vestibuläre Informationen und fallen durch ihren ständigen Bewegungsdrang auf.

Eine besonders intensive Stimulation des Gleichgewichtssystems wird immer dann ausgelöst, wenn der Kopf gedreht, nach hinten gelegt oder aus der Aufrichtung herausgebracht wird. Aus diesem Grund rollen, springen und drehen sich die Kinder gerne und viel. Sie werden oft als „Wirbelwind“ bezeichnet.

In der kindlichen Entwicklung werden die vestibulär beeinflussten Reflexreaktionen vermindert ausgelöst und die Bewegungsentwicklung läuft deshalb verlangsamt und verändert ab. Der normalerweise im ersten Lebensjahr ständig trainierte Wechsel zwischen symmetrischen und asymmetrischen Bewegungen und damit die Vorbereitung von lateralen muskulären Funktionsketten wird bei vestibulär unterempfindlichen Kindern weniger trainiert.
In der Diagnostik und Anamnese fällt auf, dass Abstützreaktionen verspätet oder nicht vollständig erfolgen. Im Alltag führt das zu vielen Stürzen und Verletzungen auch im Gesicht oder am Kopf, die normalerweise durch das Stützen mit Hände und Armen vermieden werden. Hierzu sind die Kinder nur eingeschränkt fähig, denn schnelle, gut dosierte motorische Anpassungen an Lageveränderungen setzen immer voraus, dass die Lageveränderungen exakt erfasst werden.
Als weitere Folge liegt auch bei diesem Störungsbild eine Tonusregulationsstörung vor, weil die reflektorisch ausgelöste Aufrichtung des Rumpfes gegen die Schwerkraft nicht vollständig erfolgt.
Da die genaue Richtung der Erdanziehung nicht immer konstant wahrgenommen wird, erfolgen ebenso die Einstellreaktionen des Kopfes verzögert oder verändert. Die Kontrolle der Kopfaufrichtung ist eingeschränkt, ebenso die schnelle Einstellung des Kopfes und des Blickes nach einem Lagewechsel.

Die Auge-Hand-Koordination wird unter anderem von der ATNR aufgebaut und beeinflusst, die eine enge Verbindung zwischen der Blickrichtung und der jeweiligen Hand ausbildet. Dieses Zusammenspiel ist bei Kindern mit vestibulären Unterempfindlichkeiten weniger stark ausgeprägt und führt zu einem veränderten Schriftbild z.B. durch Probleme, die Zeile oder Schriftgröße einzuhalten oder sich auf einem Blatt zu orientieren.
Insgesamt finden sich oft unruhige Augenbewegungen ohne längeres Fixieren, ebenso häufig ein eingeschränkter Blickkontakt.

3.1.2 Taktile Verarbeitungsstörungen

Taktile Informationen erhalten wir immer dann, wenn wir etwas berühren oder berührt werden. Die Intensität der Information hängt davon ab, an welcher Stelle des Körpers die Berührung erfolgt, welche Konsistenz, Temperatur und Oberfläche vorliegt und ob die Berührung aktiv gesucht wird oder passiv erfolgt.

Taktile Informationen führen dazu, dass Kinder im Verlauf der ersten Lebensjahre ihre Umwelt begreifen und einordnen.
Außerdem regen taktile Reize die Ausführung bestimmter Bewegungen der Hände an und unterstützen somit die Entwicklung reiferer Handfunktionen, die Grundlage für viele Fähigkeiten des späteren Lebens sind.

Die differenzierte Benutzung der Hände erwirbt ein Kind in den ersten Lebensjahren – dazu gehört die Möglichkeit der isolierten Bewegung einer Hand ebenso wie die isolierte Fingerbeweglichkeit. Weitere Dimensionen sind die Zusammenarbeit der Hände, die Kraftdosierung und die Fähigkeit der Handgelenke zu rotieren. Wichtig für das Greifen von Gegenständen ist die Opposition des Daumens, die sich innerhalb des ersten Lebensjahres entwickelt und Voraussetzung für viele differenzierte Bewegungsmuster der Hände ist.

Im orofacialen Trakt lösen taktile Informationen von Geburt an verschiedenste Reaktionen aus, z.B. Speichelfluss, Zungenbewegungen, Saug-, Kau- und Schluckbewegungen. Viele zu Beginn unseres Lebens bestehende Reaktionen wie die Suchreaktion oder Beißreaktionen werden im Verlauf des ersten Lebensjahres abgebaut, während andere Bewegungsmuster aufgebaut werden.
Der Abbau bestimmter motorischer Abläufe im Sinne einer Integration mit Willkürmotorik ist notwendig, um komplexere Dinge wie die Artikulation zu erlernen.

3.1.2.1 Im Sinne einer taktilen Überempfindlichkeit

Kinder mit einer taktilen Wahrnehmungsstörung im Sinne einer Überempfindlichkeit vermeiden taktile Reize.
Unbekannte Reize oder bestimmte Informationen werden häufig als bedrohlich empfunden und gemieden. Die Kinder versuchen,

möglichst wenig Hautkontakt zur Umwelt aufzunehmen und verschaffen sich Sicherheit durch die visuelle Kontrolle der Umgebung.

Vor allem die Berührung von unbekanntem Material löst Unbehagen aus, wie die Kinder auch taktile Informationen im Mundbereich vermeiden.
In der Untersuchungssituation weigern sich die Kinder, die Schuhe und Teile der Kleidung abzulegen, da der Stoff vor fremden Berührungen schützt.
Auf bestimmte Materialien wie z.B. Fingerfarbe, Knete oder Creme reagieren die Kinder zum Teil fast panisch.

Die Handentwicklung ist deutlich verändert, da die Kinder die Berührung verschiedener Dinge vermeiden und nur mit Überwindung mit ihnen in den Händen oder Handflächen spielen.
Meist werden Gegenstände nur mit spitzen Fingern angefasst und das Umfassen vermieden. Die Feinmotorik wirkt unreif, oft steif und die Finger sind nicht isoliert beweglich. Außerdem ist das Zusammenspiel der beiden Hände eingeschränkt und eine vermehrte Faustung der Hände beobachtbar.

Durch die vermehrte Kontrolle der Umwelt über die Augen ist oft ein erhöhter Tonus im Nackenbereich zu erkennen, der als Folge wiederum die Arm- und Handbewegungen einschränkt. Das Zusammenspiel zwischen Augen und Händen ist sehr eng, häufig ist der Umgang mit Material nicht möglich, wenn nicht der Blickkontakt zur Tätigkeit vorhanden ist. Die Kinder legen z.B. den Stift oder die Klebe aus der Hand, wenn sie zur Tafel schauen – alle Schreib- und Bastelarbeiten werden so um vieles mühsamer.

In der kindlichen Entwicklung werden die oralen Reaktionen vermehrt ausgelöst, so dass im Diagnosegespräch oft Probleme bei der Nahrungsaufnahme geschildert werden z.B. durch vermehrtes Beißen oder Würgen beim Stillen.
Auch bei der Umstellung auf feste Kost ergeben sich häufig Schwierigkeiten und die Kinder werden als sehr wählerische oder auch schlechte Esser geschildert. Bestimmte Nahrungsmittel oder Konsistenzen werden massiv verweigert, unbekannte Nahrungsmittel lösen deutliche Missempfindungen aus.
Ebenso wie die Untersuchung von Gegenständen mit den Händen

vermeiden die Kinder auch die orale Exploration, d.h. die Untersuchung von Dingen innerhalb des Mundraums.

Taktil überempfindliche Kinder sind meist aufmerksam und gut konzentriert, wenn sie ihre Umwelt im Blick haben und keine taktilen Anforderungen gestellt werden. Sobald taktile Informationen verarbeitet werden müssen, bricht ihre Aufmerksamkeit zusammen, sie werden unruhig und führen die Aufgabe nur sehr unwillig durch.

3.1.2.2 Im Sinne einer taktilen Unterempfindlichkeit

Die Suche nach intensiven taktilen Informationen kennzeichnet die Kinder mit taktilen Wahrnehmungsstörungen in Sinn von Unterempfindlichkeiten.
Besonders viele Informationen werden durch das Betasten von Gegenständen in und am Mund erfahren, so dass bei diesen Kindern ein ständiger Explorationsdrang zu verzeichnen ist. Alles wird in die Hände genommen und – wenn möglich – in den Mund gesteckt oder zumindest an den Mund herangeführt.

Die betroffenen Kinder werden gerne ihre Kleidung ablegen und viel Kontakt zu allen neuen und unbekannten Materialien suchen. Besonders interessant sind Gegenstände, die intensive Reize bieten, z.B. matschige oder klebrige Speisen, raue und kratzige Oberflächen, heiße oder kalte Gegenstände.

Auch bei diesen Kindern ist die Handmotorik oft unreif und undifferenziert, da sie zwar alles anfassen und umfassen, aber die gezielte und feine Untersuchung der Gegenstände nicht leisten können. Die kleinen, wichtigen Unterschiede können nicht erfasst und verarbeitet werden, wodurch das Bild der Umwelt für diese Kinder undifferenziert bleibt.
Die Funktionen der Hände und Finger sind eingeschränkt, da gezielte und feindosierte Bewegungen nicht ausgeführt werden. Oft sind die Finger nicht isoliert zu nutzen oder das Zusammenspiel der beiden Hände ist gestört.
Zudem ist die Auge-Hand-Koordination verändert, da nicht jede Berührung der Hände mit Material wahrgenommen und somit nicht automatisch der Blick zur Hand ausgelöst wird.

In der Anamnese schildern die Eltern häufig die Probleme beim Stillen oder bei der Flaschenernährung, die durch verminderte Saug- und Schluckreaktionen entstehen. Meist verbessert sich das Essverhalten zunehmend, so dass zum Zeitpunkt der Vorstellung bei der Logopädin die Kinder als gute Esser beschrieben werden. Teilweise entstehen Probleme, wenn die Kinder den Mund überfüllen, nicht genügend schlucken oder keine Grenzen beim Essen finden.

Kinder mit taktilen Unterempfindlichkeiten bemerken häufig nicht, dass ihre Hände oder Gesichter schmutzig sind. Gerade beim Essen führt diese Störung der Hautwahrnehmung dazu, dass die Kinder gegen die bestehenden Regeln verstoßen und Konflikte entstehen.

Die Konzentration auf Aufgaben ist immer dann gut, wenn das Material genügend taktile Informationen verschafft – so können diese Kinder ausdauernd kleben, kleistern, kneten und im Sand spielen, werden aber unruhig und unkonzentriert beim Malen oder anderen Beschäftigungen am Tisch.

3.1.3 Propriozeptive Verarbeitungsstörungen

Propriozeptive Informationen werden durch die Rezeptoren in Muskeln, Sehnen und Gelenken übermittelt. Je mehr Druck oder Zug auf diese Strukturen ausgeübt wird, desto intensiver ist der übermittelte Reiz. Tiefensensible Informationen werden dann besonders gut gespürt, wenn viel Druck auf die Muskeln ausgeübt wird, die Spannung der Muskeln sich stark erhöht und die Gelenkstellungen sich in großem Ausmaß ändern.

Die Wahrnehmung der muskulären Aktivitäten und deren Ausmaß führen in der kindlichen Entwicklung zum Aufbau eines guten Repertoires an Bewegungen, auf das die Spontanmotorik aufbaut und beim Erlernen weiterer motorischer Fertigkeiten zurückgreifen kann. Die im ersten Lebensjahr durch vestibuläre Reize ausgelösten Reflexreaktionen führen zu festgelegten muskulären Reaktionen. Diese Bewegungen, d.h. Spannungs- und Längenveränderungen der Muskulatur und Änderungen der Gelenkstellung sind tiefensensible Informationen, durch deren Verarbeitung die Hirnreifung angeregt wird.

Bei einer veränderten propriozeptiven Wahrnehmung können die primären Reflexreaktionen nicht oder nicht vollständig durch Willkürmotorik überlagert werden. Das Bewegungsrepertoire bleibt klein und meist sind nur einfache automatisierte Bewegungsmuster abrufbar.

Eine wichtige Aufgabe der Tiefenwahrnehmung ist außerdem die Tonusregulation, d.h. die kontinuierliche Anpassung der Muskelspannung an die jeweilige Tätigkeit oder Bewegung. Je schlechter die Tonusregulation aufgrund einer Störung der Wahrnehmung ist, desto schlechter wird auch die Bewegungsqualität ausfallen.

3.1.3.1 Im Sinne einer propriozeptiven Überempfindlichkeit

Für den Bereich der Propriozeptiven Wahrnehmungsstörungen wurden innerhalb der sensorischen Integrationstheorie von Ayres und Flehmig bislang nur Kinder mit einer Unterempfindlichkeit beschrieben, daher wird auf die Darstellung dieses Störungsbildes verzichtet.

3.1.3.2 Im Sinne einer propriozeptiven Unterempfindlichkeit

Kinder mit einer propriozeptiven Wahrnehmungsstörung suchen intensive tiefensensible Reize, d.h. sie suchen viele Grenzen und Begrenzungen, um sich selbst besser zu spüren.
Starke und beeindruckende körperliche Informationen werden als positiv erlebt und immer wieder gesucht.

Die Wahrnehmungsstörung führt dazu, dass die Spannung und die Spannungsregulierung der Muskulatur schlecht ist. Oft werden die Kinder von den Eltern als schlaff oder plump beschrieben, da die Rumpfmuskeln nicht genügend Tonus haben.
Diese Muskelschwäche basiert zum einen auf der schlechten Wahrnehmung der Körperspannung und zum anderen auf einem Bewegungsmangel. Kinder mit propriozeptiven Verarbeitungsstörungen spüren sich schlechter und bewegen sich weniger – jede einzelne Bewegung kostet aufgrund der schlechteren Dosierung mehr Energie, so dass die sie trotz der Freude am Toben schnell ermüden und längere Erholungspausen brauchen.

Alle Bewegungen sind schlecht koordiniert und werden mit zuwenig oder zuviel Kraft ausgeführt. So schießen die Kinder entweder über das Ziel hinaus oder erreichen es nicht – z.B. ist der Händedruck sehr schlaff oder viel zu stark.
Weder die eigene Kraft noch die eigenen Bewegungsausmaße können korrekt eingeschätzt werden, so dass sich die Kinder häufig stoßen und oft Dinge ungewollt umkippen.
Entsprechend viele Unfälle passieren im Alltag und das Kind hat immer blaue Flecke, die sich zum Teil durch die vielen Zusammenstöße, zum anderen auch durch die herabgesetzte Muskelspannung erklären lassen, die vermehrt Einblutungen in das Bindegewebe zulässt.

Die Bewegungen dieser Kinder werden als unkoordiniert und undosiert beschrieben. Die Zusammenarbeit der Körperhälften ist eingeschränkt, oft ist eine Seite deutlich besser als die andere. Das Kreuzen fällt den Kindern ebenso wie das Rotieren schwer.
Sowohl Grob- als auch Feinmotorik sind nicht altersgemäß entwikkelt, das Erlernen neuer Bewegungen bereitet den Kindern Mühe und bedarf vieler Wiederholungen. Je differenzierter und dosierter die motorische Anforderung ist, desto schwieriger wird deren Ausführung. Häufig wissen die Kinder um ihre Probleme und vermeiden von sich aus neue Anforderungen im motorischen Bereich.

Da der Muskeltonus auch im Schulter-Nackenbereich herabgesetzt ist und dessen Einstellung nach Veränderung der Ausgangspositionen länger dauert, ist die Kopfkontrolle eingeschränkt. So kann z.B. beim Trampolinspringen der Kopf nicht in der Aufrichtung gehalten werden.
Insgesamt stellt sich der Kopf bei Drehungen nicht schnell oder nicht differenziert genug ein. Ebenso haben auch die Augenmuskeln z.B. beim Fokussieren oder Wechseln zwischen Fern- und Nahsicht Schwierigkeiten, schnell die notwendige Tonusregulation zu leisten.
Die Augenbewegungen wirken unkontrolliert oder undosiert. Außerdem gibt es aufgrund der mangelnden Zusammenarbeit der Körperhälften auch Probleme beim Zusammenspiel der beiden Augen. Gerade bei Müdigkeit kann ein Auge entgleiten oder das Kind beginnt auf einem Auge zu schielen.

Häufig wirken Kinder mit propriozeptiven Verarbeitungsstörungen schnell müde und unkonzentriert. Gerade wenn keine Bewegungsmöglichkeit vorhanden ist, bricht die Konzentration und Aufmerksamkeit zusammen und die Körperspannung sinkt stark ab. Dann benötigen die Kinder eine große Auflagefläche, um sich stabilisieren zu können.
Sobald die Kinder tiefensensible Informationen z.B. durch motorische Aufgabe erhalten, wird die Aufmerksamkeit und Mitarbeit deutlich besser.

Auch das Körpergefühl und das -bewusstsein sind anders entwikkelt, wenn ein Kind sich nicht ausreichend spüren kann. Häufig ist die Folge dann ein geringes Selbstwertgefühl und weniger Durchhaltevermögen bei Anforderungen.
Das veränderte Zusammenspiel der Körperhälften und das verminderte Körpergefühl führt nicht nur zu einer insgesamt verzögerten motorischen Entwicklung, sondern auch zu einer deutlich verzögerten Lateralitätsentwicklung. Oft haben die Kinder zum Zeitpunkt der logopädischen Diagnostik noch keine bevorzugte Hand, kein dominantes Auge oder Ohr. Die Kinder wechseln beim Malen je nach Bedarf den Stift in die andere Hand und vermeiden auf diese Weise auch wieder das Kreuzen der Mittellinie.

Die Lateralitätsentwicklung ist Ausdruck der Hirnentwicklung – die beiden Hirnhälften spezialisieren sich, um unterschiedliche Aufgaben optimal ausführen zu können und arbeiten gleichzeitig durch die Verbindung über die Strukturen des Balkens zusammen. Eine verzögerte Lateralitätsentwicklung lässt darauf schließen, dass die Spezialisierung einer Hirnhälfte auf sprachliche Verarbeitung noch nicht abgeschlossen ist. Außerdem wird in einigen Fällen bei Kindern mit propriozeptiven Wahrnehmungsstörungen vom behandelnden Arzt ein Balkenreifungsdefizit festgestellt.

3.2 Diagnostisches Elterngespräch im INSEL-Konzept

Das Gespräch mit den Eltern ist ein wichtiger Mosaikstein innerhalb der Diagnostik, denn die meisten Eltern haben ein gutes Gefühl für die Fähigkeiten ihres Kindes – und genauso für dessen Probleme.

3.2.1 Grundlagen des ausführlichen Elterngesprächs

Der folgende Elternfragebogen gibt die Themenbereiche vor, die für ein Anamnesegespräch wichtig sind. Nicht erwähnt werden die Fragen, die sich im Rahmen der normalen logopädischen Untersuchung ergeben, z.B. die Fragen nach der medizinischen Vorgeschichte oder Untersuchungen, nach der Sprachentwicklung und ähnlichem. Der vorgestellte Fragenkatalog bezieht sich nur auf die sensomotorischen Verarbeitungsmöglichkeiten des Kindes.

Alle innerhalb einer Testung erhobenen sensomotorischen Befunde müssen durch die Beobachtungen der Eltern im Alltag bestätigt werden, bevor sie für die Beurteilung der sensomotorischen Verarbeitungsmöglichkeiten des Kindes herangezogen werden.
Gerade Kinder mit sensomotorischen Verarbeitungsauffälligkeiten verhalten sich in verschiedenen Situationen sehr unterschiedlich und die Testung in der Praxis kann zu einem verzerrten Bild der Fähigkeiten des Kindes führen.

Die Fragen sind bewusst offen gestellt, um den Eltern Gelegenheit zu geben, die Situationen aus ihrer Sicht zu schildern, ohne schon durch die Frage auf bestimmte mögliche Probleme hinzuweisen.
Bei allen genannten Bereichen ist es für die Beurteilung nicht nur wichtig, ob ein Kind bestimmte Dinge tut, sondern auch wie es diese Dinge tut – das Anamnesegespräch sollte sowohl quantitative als auch qualitative Informationen erheben.

Im Verlauf des Gesprächs werden unterschiedliche Facetten des familiären Alltags beleuchtet. Es steht der Therapeutin allerdings nicht zu, an dieser Stelle die geschilderten Abläufe zu bewerten oder von sich aus Veränderungsratschläge zu unterbreiten. Natürlich sollten alle auftauchenden Fragen der Eltern beantwortet und auf Wunsch gemeinsam Alternativen erarbeitet werden.
Hierbei sollte jedoch immer der Gedanke im Vordergrund stehen, dass das Verhalten des Kindes und der Eltern eine Ursache im komplexen familiären System und damit auch in den sensomotorischen Verarbeitungsmöglichkeiten aller beteiligter Personen hat.

3.2.2 Diagnostikbogen: Elterngespräch

Gespräch mit den Eltern von: ______________________________

am: ___ / ___ / _____

Ernährung

Wie haben Sie Ihr Kind im ersten Lebensjahr ernährt ?
Wie verlief das Stillen / die Ernährung mit der Flasche ?
Welche Besonderheiten gab es ?
Wann und wie haben Sie auf feste Nahrung / Löffel / Becher umgestellt ?
Welche Geschmacksrichtungen bevorzugt Ihr Kind heute ?
Wie verläuft das Essen im Moment ?
Welche Besonderheiten gibt es ?

Bewegungsentwicklung

Wie haben Sie die motorische Entwicklung Ihres Kindes in Erinnerung ?
Gab es im ersten Lebensjahr Besonderheiten ?
Haben Sie Ihr Kind speziell gefördert ?
Gab es Entwicklungsstufen, die Ihr Kind ausgelassen hat und die Ihnen aufgefallen sind ?
Haben Sie Ihr Kind als ruhigen oder unruhigen Säugling / Kleinkind in Erinnerung?
Ist Ihr Kind heute eher lebhaft oder ruhig ?
Wie beurteilen Sie die Bewegungen / die Motorik Ihres Kindes heute ?
Welche motorischen Aktivitäten mag Ihr Kind besonders gern ?
Welche Besonderheiten gibt es ?

Alltagsbewältigung

Hat Ihr Kind einen festen Rhythmus (Essen, Schlafen, ...) ?
Wie reagiert Ihr Kind auf Veränderungen seines Alltags ?
Wie selbständig ist Ihr Kind (Essen, Anziehen, Verabredungen, ...)?
Welche Rituale sind Ihrem Kind besonders wichtig ?
Welche Besonderheiten gibt es ?

Spiel

Was spielt Ihr Kind am liebsten drinnen / draußen ?
Mit wem spielt Ihr Kind am liebsten ?
Welche Kassetten, Videos oder Fernsehsendungen mag Ihr Kind gerne ?
Wie reagiert Ihr Kind auf neue Spielangebote ?
Wie löst Ihr Kind Konflikt mit seinen Spielpartnern ?
Welche Besonderheiten gibt es ?

Feinmotorik

Bastelt, malt, schneidet und klebt Ihr Kind gerne ?
Welche Hand nutzt es bevorzugt für diese Tätigkeiten ?
Wie lange kann sich Ihr Kind mit Tätigkeiten am Tisch beschäftigen ?
Mit wem bastelt, malt etc. Ihr Kind am liebsten gemeinsam?
Welche Besonderheiten gibt es ?

Wünsche / Fragen / Ziele der Therapie

Welche Fragen oder Wünsche haben Sie ?
Welches Ziel hat für Sie die Therapie ?

3.2.3 Hinweise zur Nutzung des Diagnosikbogens

Im Gespräch ist es wichtig herauszufinden, welche Bedeutung das Essen für die Familie hat. Probleme bei der Ernährung ihres Kindes erzeugen bei allen Eltern große Besorgnis und führen oft dazu, dass die Eltern das gemeinsame Essen nicht stressfrei als einen zentralen sozialen Punkt innerhalb der Familienstruktur erleben, gestalten und genießen können.
Oft ist den Eltern nicht klar, wie wichtig das Essen erstens als reines „Muskeltraining“ für die Artikulation ist und zweitens als „Übungsfeld“ für den Erwerb unterschiedlicher sprachlicher Ausdrucksformen – sowohl bei der Beobachtung der Eltern und Geschwister wie auch bei der Mitteilung der eigenen Erlebnisse innerhalb eines täglich wiederkehrenden Rahmens.

Hinweise auf Schwierigkeiten bereits beim Stillen lassen Rückschlüsse auf eine zu einem sehr frühen Zeitpunkt veränderte orofaciale Regulation zu.
Hatten Kinder aufgrund von veränderten oralen Reaktionen Probleme mit einem zu schwachen Saugen, Schlucken oder vermehrten Würgereaktionen, schildern die Eltern die Schwierigkeiten oft auch nach Jahren noch sehr präzise und können erläutern, welche „Tricks" sie angewandt haben (z.B. Veränderungen an der Flasche, andere Rhythmen, Ernährungszusätzen etc.).

Das derzeitige Essverhalten des Kindes gibt Aufschluss über die aktuelle taktil-orale Verarbeitungsfähigkeit. Aus der Erzählung lässt sich heraushören, ob ein Kind taktile Reize sucht oder vermeidet und auch, welche Art von taktilen Informationen besonders bevorzugt werden. Interessant sind in diesem Zusammenhang auch die Reaktionen des Kindes auf Veränderungen der Essenzeiten, auf neue Gerichte und das Verhalten bei Bekannten oder im Restaurant.

Die Bewegungsentwicklung ist den Eltern oft nicht mehr detailliert klar – erinnert werden meistens die wichtigen Ereignisse wie z.B. die ersten freien Schritte oder das erste Fahrradfahren. Der Erwerb anderer Stufen der motorischen Entwicklung (Rollen, Vierfüßlerstand, Stehen auf einem Bein etc.) ist im Rückblick für die Eltern meistens nicht mehr zeitlich einzuschätzen.
Mit Sicherheit können alle Familien darüber Auskunft geben, ob die motorische Entwicklung im Vergleich zu anderen Kinder eher verzögert oder eher schnell ablief. Auch die besonders lange durchlebten Entwicklungsstufen können von den Eltern in der Regel gut benannt werden.

Sehr viele Kinder mit sensomotorischen Verarbeitungsstörungen haben in den ersten Lebensjahren eine physiotherapeutische Förderung erhalten, oft ohne das den Eltern die genaue Diagnose, das konkrete Ziel der Therapie oder die angewandte krankengymnastische Methode erläutert wurde.
Viele Eltern bewerten die Bewegungen ihres Kindes mit Begriffen wie „tollpatschig", „vorsichtig" oder „draufgängerisch", ohne diesen Eindruck genau belegen zu können. Wichtig ist, dass verschiedene Familien dasselbe Verhalten eines Kindes sehr unterschiedlich bewerten – und entsprechende unterschiedlich darauf reagieren.

Für die Diagnostik ist es notwendig, von den Eltern zu erfahren, wie ihr Kind mit motorischen Anforderungen umgeht – wie viel Zeit das Kind braucht, um Bewegungen zu erlernen, ob das Kind Angst vor dem Schaukeln, Klettern oder Springen hat, ob das Kind viele Stürze erlebt und ob es Gefahren einschätzen kann. Interessant sind in diesem Zusammenhang auch immer die Sportarten, die ein Kind bevorzugt oder die es ablehnt sowie diejenigen, die innerhalb der Familie gepflegt werden.

Den Eltern ist bei der Frage nach der motorischen Entwicklung ihres Kindes meist nicht klar, dass die Art des Umgangs z.B. mit den Geräten auf dem Spielplatz, dem Roller oder Fahrrad genauso wichtig ist wie die Tatsache, ob das Kind gekrabbelt ist und ob es aktuell rutscht, schaukelt oder fährt.
Die Gefühle ihres Kindes können die Eltern meist sehr gut schildern, woraus sich wiederum herauslesen lässt, ob das Kind vestibuläre und propriozeptive Informationen sucht oder vermeidet und wie gut das Kind mit seinen Bewegungsmöglichkeiten im Alltag besteht.

Der Alltag jeder Familie sieht anders aus – hier ist das Gespräch mit entsprechender Vorsicht und Offenheit zu führen.
Interessant ist für die Diagnostik vor allem die Schilderung der Eltern, wie das Kind mit neuen Situationen umgeht und wie viele Strukturen und Regeln es benötigt.

Die Eltern können meistens sehr genau erzählen, wie viel Zeit ihr Kind braucht, um sich in einer neuen Umgebung von ihnen zu lösen, um mit unbekannten Kindern zu spielen, die neue Umgebung zu erkunden oder um Freundschaften zu schließen.
Ebenso schildern die Familien, ob das Kind sich an die Regeln in der Familie halten kann und diese einfordert oder ob ständig Konflikte entstehen, weil das Kind die Strukturen immer wieder in Frage stellt und Grenzen testet.
Wiederkehrende Handlungen in jeder Familie sind Essensituationen, „Zu-Bett-Geh"-Situationen, Zähneputzen, Waschen, Duschen, Besuche bei Freunden, Toilettengänge und ähnliches. Wird nach diesen Bereichen gezielt gefragt, kann daraus ein Muster im Verhalten des Kindes abgeleitet werden. Zudem lässt sich über die Erzählung der Eltern oft erkennen, ob das Kind eine gewisse gleichbleibende Grundstimmung hat, z.B. ob es besonders ängstlich, ab-

wartend, neugierig oder draufgängerisch ist und ob es immer wiederkehrende Konflikte gibt, die die Familie belasten.
Das Spiel der Kinder mit ihren Eltern unterscheidet sich meist sehr von der Art, wie Kinder miteinander spielen. Im Gespräch ist es wichtig, beide Varianten zu erfragen.
Die Lieblingsspiele des Kindes geben oft wieder Aufschluss über die motorischen Fähigkeiten und darüber, ob das Kind bestimmte Stimulationen sucht oder vermeidet.

Aus der Schilderung der Eltern lässt sich außerdem erkennen, wie das Kind sein Spiel und seine sozialen Kontakte gestaltet – ob es wenige, gute Freunde hat oder viele Freundschaften pflegt, ob es bevorzugt immer dasselbe spielt oder sehr schnell wechselt, ob es lieber bestimmt oder sich dem Spielpartner anpasst.
Die Frage nach der Bewältigung von Konflikten im Spiel gibt den Eltern die Möglichkeit, „gefahrlos" bestehende Stresssituationen zu erwähnen und selbst darüber nachzudenken, wie gut ihr Kind mit seiner Umwelt zurechtkommt. Probleme in der Kindergartengruppe oder der Klasse sind für das Verständnis der Schwierigkeiten des Kindes ebenso wichtig wie der Umgang der Kinder „vor dem Haus" miteinander.

Viele Kinder mit veränderter taktiler, propriozeptiver und vestibulärer Wahrnehmung haben vor allem Probleme, sich zu konzentrieren und Aufgaben auszuführen, die ihnen von Erwachsenen gestellt werden. Aus der Schilderung der Eltern lässt sich ersehen, ob das Kind bestimmte Dinge vermeidet oder bestimmte Konstellationen benötigt, um den Anforderungen gewachsen zu sein. Oft haben die Eltern bereits bestimmte Hilfestellungen für ihr Kind entwickelt, aus denen wiederum abzulesen ist, in welcher Art das Kind die Informationen aus der Umwelt verarbeitet.

Zum Schluss des Gesprächs sollte den Eltern immer die Möglichkeit gegeben werden, ihre Zielvorstellungen zu formulieren. Oft führt erst die Frage nach dem erwarteten Ergebnis der Therapie dazu, dass die Eltern genauer über die Fortschritte nachdenken, die ihr Kind machen soll. Außerdem lassen sich an dieser Stelle bereits die Zielvorstellungen der Eltern mit den Vorstellungen der Therapeutin abgleichen.

3.3 Logopädische Diagnostik

Der Zusammenhang zwischen der sensomotorischen Entwicklung und der Sprachentwicklung wurde bereits mehrfach erläutert.
Die während der normalen logopädischen Diagnostik erhobenen Befunde sollten zu den Ergebnissen der sensomotorischen Untersuchung in Beziehung gesetzt werden.

3.3.1 Dimensionen der logopädischen Diagnostik

Die Diagnostikverfahren in der Logopädie sind vielfältig und jede Kollegin kann das ihr bekannte und vertraute Material nutzen. Folgende sprachliche Dimensionen sollten erhoben werden:

Phonetisch-phonologische Entwicklung:

Welche Laute und Lautverbindungen sind betroffen, wie ist die Art der Fehlbildung, welche phonologischen und phonetischen Prozesse hat das Kind durchlaufen und (je nach Alter) wie sind die schriftsprachlichen Fähigkeiten

Syntaktisch-grammatische Entwicklung:

Geprüft werden die Äußerungslänge, die Satzstellung und die grammatischen Strukturen des Kindes

Semantisch-lexikalische Entwicklung:

Nach einer Überprüfung des Sprachverständnisses, des aktiven und passiver Wortschatzes und der Wortfindung sollte auch die Formulierungsfähigkeit des Kindes beurteilt werden.

Auditive Verarbeitungsmöglichkeiten:

In der Diagnostik gewinnt die Logopädin Informationen über die Fähigkeit des Kindes, Geräusche zu lokalisieren (Richtungshören), zu selektieren (Figur-Grund-Wahrnehmung) und zu differenzieren (Differenzierung von Einzellauten / Lautcharakteristika erkennen). Außerdem sollte überprüft werden, ob die Stellung eines Lautes im Wort und die Stellung eines Wortes im Satz auditiv erfasst werden kann.

Stimmliche Entwicklung:

Beurteilt werden neben dem Stimmklang die Modulationsfähigkeit und stimmliche Belastbarkeit.

Orofaciale Entwicklung:

Im Rahmen der Untersuchung werden Zahnstellung und Kieferentwicklung notiert, die mundmotorische Fähigkeiten in Bezug auf Kraft, Muskeltonus, Koordination und Diadochokinese überprüft und die Kau-, Saug- und Schluckmuster getestet.

3.3.2 Übersicht über die Zusammenhänge zwischen Wahrnehmungsstörungen und Sprachstörungen

Aus den Abbildungen 4.1 – 4.3 lassen sich die Zusammenhänge zwischen der veränderte Wahrnehmung innerhalb der einzelnen Sinne und bestimmter Sprachauffälligkeiten erkennen. Dieser Zusammenhang ist nicht zwingend gegeben, da die sprachliche Entwicklung nicht nur von der basalen Wahrnehmung abhängt, sondern von vielen verschiedenen Faktoren beeinflusst wird. In der Praxis hat nicht jedes Kind mit einer Sensorischen Integrationsstörung eine Sprachstörung, Lernstörung oder soziale Probleme. Wenn allerdings eine Sprachentwicklungsstörung vorliegt, dann sollte immer die Frage gestellt werden, ob eine Wahrnehmungsverarbeitungsproblematik zu Grunde liegt.

3.4 Basale Diagnostik im INSEL-Konzept

Die Beurteilung der sensomotorischen Entwicklung eines Kindes kann nicht innerhalb einer einzigen Untersuchung erfolgen, da die Fähigkeiten sich in unterschiedlichen Situationen unterschiedlich darstellen.

So wie die Sprache in der Testsituation eine andere Qualität hat als die Spontansprache, gibt es oft deutliche Unterschiede zwischen der Bewegung eines Kindes in einer Untersuchungssituation und der Spontanmotorik.

Für die Einschätzung der sensomotorischen Entwicklung sollten deshalb immer sowohl die Bewegungsvorgaben und die taktilen Vorgaben im Sinne einer Testaufgabe als auch die Beobachtungsdiagnostik im Sinne einer Beurteilung der Spontanmotorik durchgeführt werden.

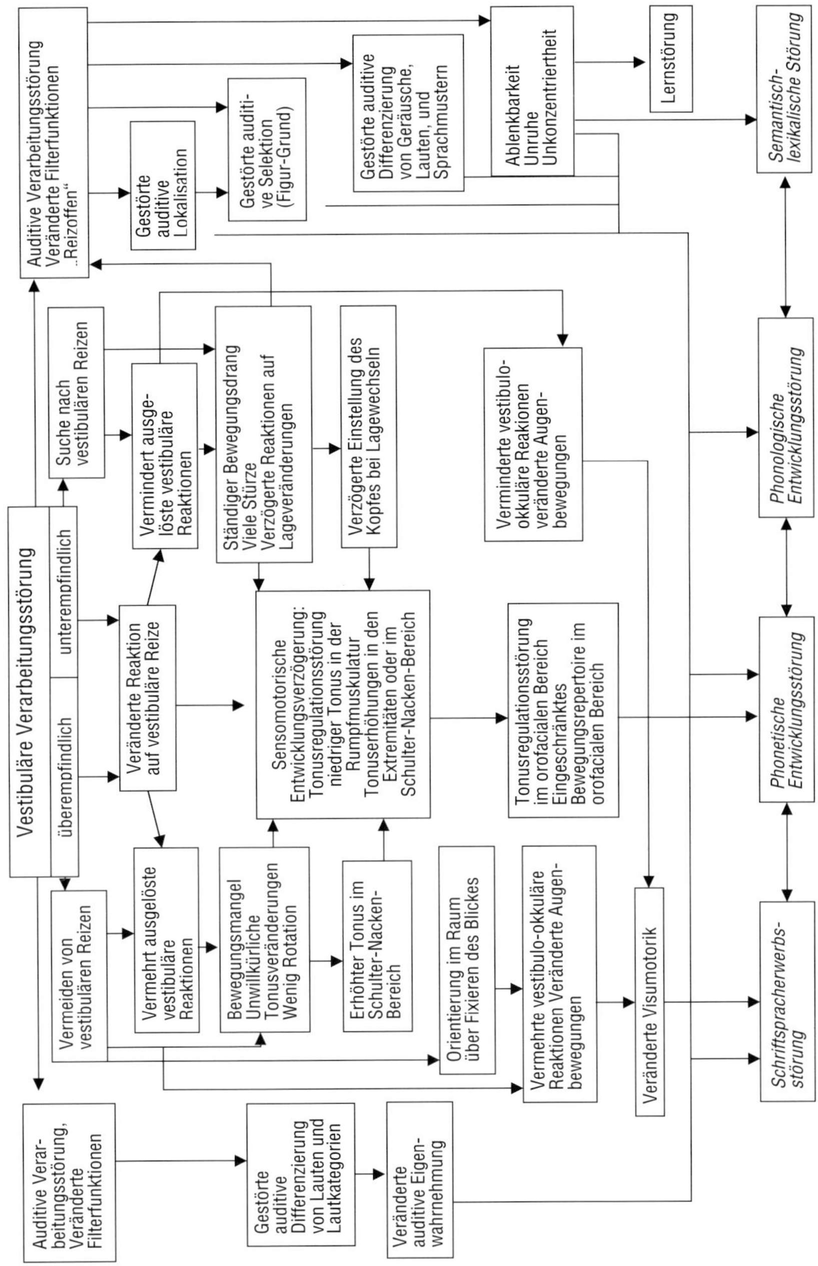

Abb. 4.1: Zusammenhang zwischen vestibulären Auffälligkeiten und veränderter Sprachentiwicklung

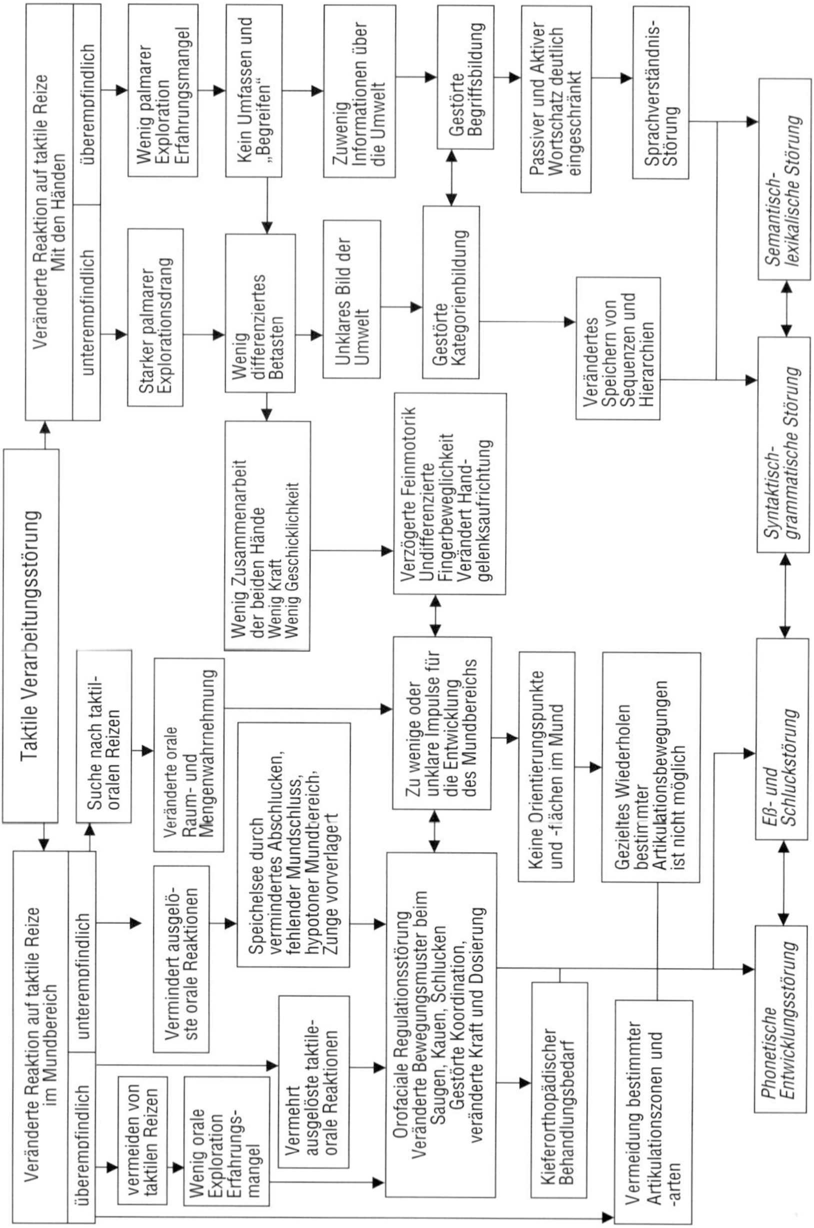

Abb. 4.2: Zusammenhang zwischen taktilen Auffälligkeiten und veränderter Sprachentwicklung

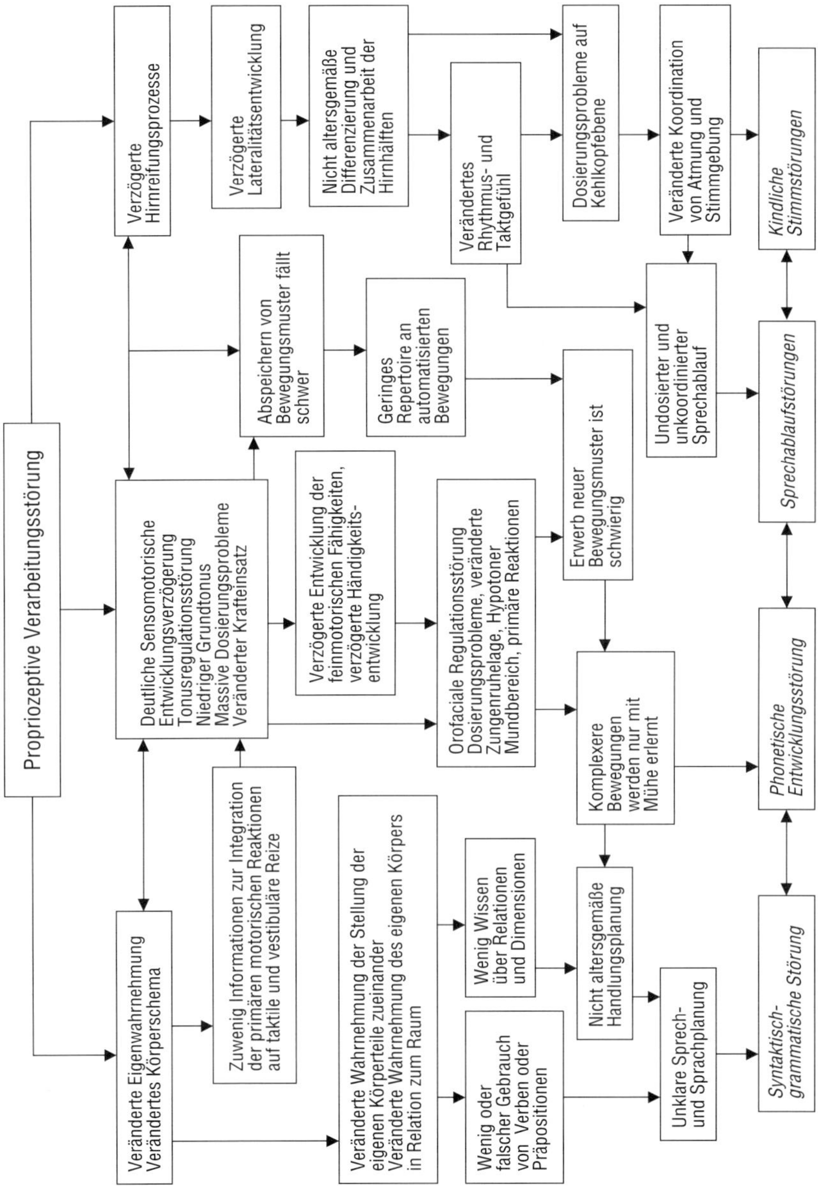

Abb. 4.3: Zusammenhang zwischen propriozeptiven Auffälligkeiten und veränderter Sprachentwicklung

3.4.1 Bewegungsvorgaben

Die Zusammenstellung der folgenden Untersuchungsvorgaben beruht auf Erfahrungswerten aus der Praxis und ist nicht als abschließende Testreihe und schon gar nicht als standardisierter Test zu verstehen, sondern dient nur der Einschätzung der sensomotorischen Fähigkeiten innerhalb der logopädischen Therapie.
Jede Therapeutin sollte einige wenige, gut in der eigenen Praxis durchführbare Vorgaben in ihrem Diagnostikrepertoire haben, um auf eventuelle Auffälligkeiten schnell aufmerksam zu werden.

Bei den Bewegungsvorgaben ist es wichtig zu bedenken, dass nicht alle Kinder die verbalen Aufforderungen korrekt verstehen, so dass es notwendig sein könnte, die Bewegungen vorzumachen oder auch mitzumachen. Oft können auch die Eltern als Dolmetscher oder Modelle eingesetzt werden und so das Kind zur Mitarbeit motivieren.

Zu den gehören innerhalb der INSEL-Diagnostik:

Krabbeln:
Das Kind soll durch den Raum krabbeln, möglichst auch um Ecken und unter einem Tisch o.ä. hindurch

Seiltänzergang – Drehen – Wiederholung des Seiltänzerganges

Beim Seiltänzergang setzt das Kind den einen Fuß direkt an den anderen und balanciert somit auf einer gedachten Linie durch den Raum, dabei wird die Qualität der Ausführung notiert.
Das Kind soll sich 10x um seine eigene Achse drehen, dabei darf es selbst über die Geschwindigkeit und das Öffnen der Augen entscheiden. (Die Therapeutin zählt die Drehungen)
Sofort im Anschluss soll das Kind den Seiltänzergang wiederholen, bis die Qualität der des ersten Males entspricht (Die Therapeutin zählt die notwendigen Schritte)

Hüpfen auf einem Bein / Wechsel des Beines
Das Kind soll auf einem Bein eine Strecke, auf dem anderen Bein die andere Strecke durchs Zimmer hüpfen.

Längsrolle
Das Kind soll im Liegen mit ausgestreckten Armen und Beinen durchs Zimmer rollen, mit angelegten Armen wieder zurück.

Purzelbaum / Vorwärtsrolle

Im Folgenden werden die Auffälligkeiten beschrieben, die sich bei Kindern mit den unterschiedlichen basalen Verarbeitungsstörungen ergeben. Alle Beobachtungen werden zunächst einmal gesammelt und dann in Kombination mit den anderen Diagnostikinformationen zu einer Verdachtsdiagnose zusammengestellt.
Die Vorgaben sollten innerhalb der nächsten Therapieeinheiten mehrmals wiederholt werden, um die Diagnose dann erhärten oder auch revidieren zu können.

3.4.1.1 Beobachtungen bei Kindern mit vestibulären Überempfindlichkeiten

Krabbeln

Das Krabbeln ist als Bewegungsmöglichkeit nicht oder nur unzureichend erworben, so dass das Kind den Häschensprung zeigt, auf dem Po rutscht oder das Krabbeln verweigert;
Homolaterales Krabbeln (jeweils das Bein und der Arm der gleichen Seite bewegen sich);
der Kopf wird nicht in Verlängerung der Wirbelsäule, sondern möglichst aufrecht gehalten;
Primäre Reaktionen verändern das Krabbeln, so dass keine flüssigen Bewegungsabläufe möglich sind, z.B. gehen Arme oder Beine bei bestimmten Kopfbewegungen in Beugung oder Streckung / die Hände werden gefaustet.

Seiltänzergang

Der Seiltänzergang gelingt nur mit Schwierigkeiten, die Verkleinerung der Basis führt zu ungewollten muskulären Reaktionen, z.B. sind deutliche Verspannungen der Schulter- und Hals- Muskulatur zu beobachten;
die Augen werden weit aufgerissen und fixieren einen Punkt;
die Spannung im Gesichtsbereich steigt deutlich an, das Kind beißt die Zähne zusammen / Presst die Lippen aufeinander / andere mimische Reaktionen;
Reste von primären Reaktionen werden vor allem in den Armen und Händen durch deutliche Tonuserhöhungen sichtbar,
Krallen der Zehen, Fausten der Hände

Drehen – Wiederholung des Seiltänzerganges

Verweigerung beim Drehen;
das Kind versucht, den Kopf zu stabilisieren und verstärkt den Block der Schulter- Nackenmuskulatur und das Fixieren des Blickes;
das Kind beendet das Drehen nach wenigen Malen, das Kind dreht langsam und kontrolliert;
deutliche Verstärkung der muskulären Reaktionen in den Armen und im Gesicht;
nach dem Drehen klagt das Kind über Schwindel, Unwohlsein oder ähnliches;
das Kind setzt sich hin, hält sich fest ... und kann erst nach einiger Zeit mit dem Seiltänzergang beginnen;
der Seiltänzergang ist deutlich schlechter als vorher, der Schwindel hält lange an;
es dauert sehr lange (ca. 25 oder mehr Schritte), bis die Qualität wie vorher ist

Hüpfen auf einem Bein

das Hüpfen gelingt auf beiden Beinen;
das Kind zeigt wiederum eine Verstärkung der Anspannung vor allem im Schulter- Nacken- und Gesichtsbereich

Längsrolle und Purzelbaum

durch die noch vorhandenen primären Reaktionen kommt es zu Veränderungen des Muskeltonus, z.B. kann der Kopf für die Vorwärtsrolle nicht angebeugt werden oder durch die Längsdrehung werden Beugereaktionen der Arme und Beine ausgelöst, die deutlich zu sehen sind;
das Kind verweigert den Purzelbaum und evtl. auch die Längsrolle

3.4.1.2 Beobachtungen bei Kindern mit vestibulären Unterempfindlichkeiten

Krabbeln

das Kind krabbeln gerne, es nutzt die Gelegenheit zum Rollen, Drehen und sucht viel vestibuläre Stimulation;
der Kopf wird nicht in Verlängerung der Wirbelsäule gehalten, sondern möglichst viel aus der Aufrichtung herausgebracht und bewegt;

Stützreaktionen und schnelle Reaktionen auf Lagewechsel erfolgen nicht oder nur verzögert, so dass das Kind in Kurven, schnellen Richtungswechseln oder beim Senken des Kopfes das Gleichgewicht verliert und umkippt.

Seiltänzergang

der Seiltänzergang gelingt nur mit Schwierigkeiten, die Verkleinerung der Basis führt zum Verlust des Gleichgewichts und das Kind kippt schnell um, Abstützreaktionen erfolgen verspätet;
das Kind macht große Ausfallschritte und kann die Richtung nicht halten;
Es balanciert nicht gerne und führt die Übung schnell und unkonzentriert durch

Drehen – Wiederholung des Seiltänzerganges

das Kind dreht gerne, schnell und länger als vorgegeben;
es kann die Richtung nicht halten und „taumelt" durchs Zimmer, ohne die Gefahr zu erkennen;
das Kind fällt hin ohne sich Abzustützen und dreht dann sofort weiter;
nach dem Drehen empfindet das Kind keinen Schwindel, es ist kein Nystagmus sichtbar;
das Kind beginnt sofort mit dem Seiltänzergang;
der Seiltänzergang ist besser oder genauso gut wie vorher;
das Kind möchte die Übung sofort wiederholen

Hüpfen auf einem Bein

das Hüpfen gelingt, allerdings kann das Kind oft nicht auf einem Bein stehen ohne Umzukippen;
es ist schwierig, die Richtung zu halten;
das Kind kippt zur Seite weg und fällt, da keine Abfangreaktionen des Körpers erfolgen;
das Kind möchte die Übung gerne wiederholen

Längsrolle und Purzelbaum

durch die vestibuläre Unterempfindlichkeit verliert das Kind schnell die Richtung und kullert ungezielt durch den Raum,
das Kind rollte gerne und wiederholt die Übung ohne Aufforderung mehrmals.

3.4.1.3 Beobachtungen bei Kindern mit propriozeptiven Unterempfindlichkeiten

Krabbeln

Krabbeln ist als Bewegungsmöglichkeit nicht oder nur unzureichend erworben, so dass das Kind den Häschensprung zeigt oder auf dem Po rutscht;
Homolaterales Krabbeln (jeweils das Bein und der Arm der gleichen Seite bewegen sich),
Unrhythmisches Krabbeln, die Arme und Beine arbeiten nicht gut zusammen, die beiden Körperhälften arbeiten nicht gut zusammen;
der Rücken ist nicht in Streckung bzw. Aufrichtung, sondern gebeugt (Rundrücken);
die Hüfte ist nicht aufgerichtet, dadurch werden die Beine und Knie zu weit unter den Rumpf gezogen;
die Füße und Beine werden angehoben und die Knie werden deutlich mehr belastet;
die Hände oder Arme werden überstreckt oder verdreht;
Primäre Reaktionen verändern das Krabbeln, so dass keine flüssigen Bewegungsabläufe möglich sind, z.B. gehen Arme oder Beine bei bestimmten Kopfbewegungen in Beugung oder Streckung, die Hände werden gefaustet.

Seiltänzergang

der Seiltänzergang gelingt nur mit Schwierigkeiten, die Verkleinerung der Basis und das Verlagern des Gewichtes auf eine Körperhälfte gelingt nicht und das Kind kippt um;
die Körperhälften arbeiten nicht gut zusammen und das Gehen ist unrhythmisch und unkoordiniert;
die Spannung im Gesichtsbereich steigt deutlich an, das Kind beißt die Zähne zusammen, presst die Lippen aufeinander oder zeigt andere mimische Reaktionen;
zum Ausgleich der fehlenden Rumpfspannung zeigt das Kind Zehenspitzengang oder ähnliches;
Reste von primären Reaktionen werden vor allem in den Armen und Händen durch deutliche Tonuserhöhungen sichtbar;
Krallen der Zehen, Fausten der Hände

Drehen – Wiederholung des Seiltänzerganges

das Drehen gelingt, allerdings kann das Kind nur schlecht das Gewicht auf jeweils ein Bein verlagern und kippt häufiger zur Seite;
das Drehen ist unrhythmisch und unharmonisch, insgesamt werden die Koordinationsprobleme deutlicher;
deutliche Verstärkung der muskulären Reaktionen in den Armen und im Gesicht;
nach dem Drehen klagt das Kind über Schwindel, ein postrotatorischer Nystagmus ist sichtbar;
das Kind setzt sich hin, hält sich fest oder lässt sich zu Boden fallen;
der Seiltänzergang ist schlechter als vorher, der Schwindel löst sich dann schnell auf und die Qualität wird wieder besser (bis zu 20 Schritte)

Hüpfen auf einem Bein

das Hüpfen fällt dem Kind sehr schwer, es kann seinen Körper nur mit großem Energieaufwand in Bewegung bringen;
auf einer Seite gelingt das Hüpfen deutlich besser als auf der anderen, oft gelingt das Hüpfen nur auf einem der Beine;
die Sprünge sind unrhythmisch und unkontrolliert;
das Kind nimmt viel Schwung und es sind große Tonusschwankungen zu beobachten;
das Hüpfen auf einem Bein ist sehr anstrengend,
das Kind kann hinterher nicht benennen, welches Bein gerade an der Reihe war

Längsrolle und Purzelbaum

bei der Längsrolle muss das Kind viel Schwung aus den Armen oder Beinen holen, insgesamt wirkt die Rolle schwerfällig und unkoordiniert;
das Kind setzt bei der Längsrolle immer wieder ab und holt neuen Schwung;
das Längsrollen gelingt nur auf eine Art und Weise;
beim Purzelbaum fällt das Kind zur Seite um oder bleibt hinterher flach am Boden liegen, es kann die Spannung nicht lange genug halten;
die Rolle wirkt insgesamt anstrengend und undynamisch

3.4.2 Taktile Diagnostikvorgaben

Die Aufgaben der taktilen Diagnostik werden mit den Händen (palmar) und im Mund (oral) durchgeführt, da sich die Wahrnehmungsfähigkeiten dieser beiden Körperregionen unterscheiden kann. Vor der Testung im Mund muss explizit das Einverständnis des Kindes eingeholt werden.
Die taktile Diagnostik sollte immer erst für die Hände durchgeführt werden, da sich hierbei oft schon erste Anzeichen für eine Überempfindlichkeit ergeben. In diesem Fall darf die orale Untersuchung nur sehr vorsichtig erfolgen, da schnell orale Reaktionen wie z.B. Würgen ausgelöst werden könnten.

Zur Durchführung ist es ratsam, einen Tastsack oder einen Tastkasten und entsprechendes Material zur Verfügung zu haben, das möglichst bei jedem Kind gleich eingesetzt werden sollte, um die Fähigkeiten der Kinder vergleichen zu können.
Auch bei diesem Test sind die Eltern oft hilfreiche Mitarbeiter und nehmen den Kindern die Scheu vor den Materialien.

- Räumliche Differenzierung

Die Therapeutin berührt das Kind auf der Handfläche, den Fingern, den Wangen / Lippenbereich und innerhalb des Mundes / auf der Zunge. Dann soll das Kind soll sagen oder zeigen, wo es die Berührung gespürt hat.

- Mengendifferenzierung

Die Durchführung ähnelt der Testung der räumlichen Differenzierungsfähigkeit, allerdings erfolgen mehrere Berührungen hintereinander und dann soll das Kind die Anzahl der Berührungen nennen.
Das Kind bekommt mehrere kleine Gegenstände (z.B. Muggelsteine oder Salzstangenstücke) in die Hand oder den Mund und soll die Anzahl nennen.

- Gestaltdifferenzierung

Das Kind soll die Gestalt / Form eines Gegenstandes nur mit den Händen oder dem Mund erkennen und zuerst nur beschreiben oder evtl. aus einer Auswahl zeigen (z.B. Bauklotz, ausgestanzte Äpfel / Möhren, Stereognosieformen).
Als weiteren Schritt soll das Kind eine bestimmte Form aus mehreren herausfinden, z.B. aus einem mit vielen Holzbausteinen gefüll-

ten Krabbelsack einen runden Bauklotz herausholen oder die kleinste von drei Rosinen aus dem Mund schieben.

- Oberflächendifferenzierung

Das Kind soll die Oberfläche eines Gegenstandes erkennen und zuerst nur beschreiben oder aus einer Auswahl zeigen (z.B. lauter runde Plättchen mit unterschiedlichen Stoffen beklebt, gleich große Stereognosieformen mit unterschiedlichen Riffelungen).
Jetzt soll das Kind eine bestimmte Oberfläche aus mehreren herausfinden, z.B. das Stück Fell aus einem mit Stoff gefüllten Krabbelsack oder die Rosine aus einem Löffel Obstsalat

3.4.2.1 Beobachtungen bei Kindern mit taktilen Überempfindlichkeiten

Die Kinder verweigern oft die Arbeit am und im Mund komplett und lassen auch die Testung an den Händen nur ungern geschehen. Sie äußern Unbehagen bei Materialien wie z.B. Fell oder Federn und weigern sich, in den Tastsack hineinzugreifen. Die Untersuchung muss sich immer an der Mitarbeit der Kinder orientieren und die Therapeutin sollte dann versuchen, die Testung in abgewandelter Form durchzuführen oder sie auf einen späteren Zeitpunkt verschieben.

- Räumliche Differenzierung:

Das Kind kann genau bezeichnen, wo es berührt wurden
Das Kind äußert Schmerzen, auch wenn die Berührung nur leicht erfolgte; Berührungen im Mund führen zum Würgen

- Mengendifferenzierung:

Das Kind kann nur schlecht erkennen, wie viele Berührungen stattgefunden haben, es empfindet eher eine unklare großflächige Berührung
Die Reihenfolge der Berührungen kann nicht wiedergegeben werden
Das Kind umschließt die Gegenstände nicht mit der Hand oder dem Mund und kann so auch die Anzahl nicht ertasten
Bei einer intraoralen Testung kommt es zu vermehrtem Speichelfluss und damit verbunden zu vermehrtem Schlucken.

• Gestaltdifferenzierung:

Das Kind erkennt einzelne Gestalten und Formen mit den Händen recht gut
Die Formerkennung im Mund ist schwierig
Das Herausholen bzw. das Selektieren einzelner Gegenstände aus einer Menge fällt dem Kind sehr schwer, da es die Dinge nicht gut mit der Hand oder dem Mund umschließt und so die notwendigen Informationen nicht erhalten kann

• Oberflächendifferenzierung:

Das Kind kann Oberflächen gut differenzieren und auseinanderhalten
Aus einem größeren Menge kann das Kind keine einzelnen Gegenstände herausholen, da die Vielzahl an taktiler Information zur Verwirrung führt – das Kind verweigert die weitere Mitarbeit

3.4.2.2 Beobachtungen bei Kindern mit taktilen Unterempfindlichkeiten

Die Kinder genießen die Arbeit am und im Mund und arbeiten gerne mit den Händen.
Sie werden unruhig und unkonzentriert, wenn die Gegenstände nicht genügend Informationen ergeben oder wenn eine differenzierte Einschätzung erforderlich ist.

• Räumliche Differenzierung:

Das Kind kann nur grob oder gar nicht benennen, wo es berührt wurden
Das Kind spürt die Berührung nicht, wenn sie nur leicht erfolgt
Berührungen weit hinten im Mund oder sogar an den Gaumenbögen führen nicht zum Würgen

• Mengendifferenzierung:

Das Kind kann nur schlecht erkennen, wie viele Berührungen stattgefunden haben, es empfindet häufig nur eine Berührung und fordert eine Wiederholung
Die Reihenfolge der Berührungen kann gar nicht oder nicht korrekt wiedergegeben werden
Das Kind kann die Anzahl der Gegenstände weder in der Hand noch im Mund ertasten

Nach der Testdurchführung z.B. mit Salzstangen verbleiben Speisereste auf der Zunge oder in der Wangentasche

- Gestaltdifferenzierung:

Das Kind erkennt einzelne Gestalten und Formen nicht oder nur unklar, z.B. kann es einen runden und einen ovalen Bauklotz nicht voneinander differenzieren
Die Formerkennung im Mund ist nur schwer oder gar nicht möglich
Das Herausholen bzw. das Selektieren einzelner Gegenstände aus einer Menge fällt dem Kind sehr schwer

- Oberflächendifferenzierung:

Das Kind kann Oberflächen nicht oder nur begrenzt differenzieren und auseinanderhalten
Aus einer größeren Menge kann das Kind keine einzelnen Gegenstände herausholen, da die Vielzahl an unklaren taktilen Informationen zur Verwirrung führen.

3.5 Beobachtungsdiagnostik im Spiel

Die Beobachtung der sensomotorischen Fähigkeiten eines Kindes in einer freien Spielsituation erfordert viel Übung und Erfahrung. Es ist sinnvoll, während des Spieles eine Videokamera laufen zu lassen, um dann später die Sequenz unter verschiedenen Gesichtspunkten nochmals ansehen zu können.
Das Kind sollte ein Spiel oder eine Beschäftigung selbst auswählen – es liegt dann an der Therapeutin, die Situation so zu gestalten, dass die zu überprüfenden Bewegungsqualitäten auch gezeigt werden und auf dem Video zu sehen sind. Beim Aufbau z.B. einer Eisenbahnstrecke wechselt das Kind automatisch zwischen verschiedenen Positionen, wenn die Schienen auf dem Tisch liegen und die Bahn auf dem Boden zusammengebaut wird.

Die im freien Spiel gesammelten Beobachtungen werden anhand der den Kapiteln 3.1.1 ff beschriebenen Einteilung der Störungsbilder bewertet.
Wenn sowohl die Schilderungen der Eltern als auch die Bewegungsvorgaben und die Beobachtungen im freien Spiel auf eine bestimmte Wahrnehmungsstörung hinweisen, dann kann eine Diagnose gestellt werden.

Diese Diagnose sollte innerhalb der Therapie ständig neu überprüft werden, da sie als Grundlage für die Behandlung dient

Folgende Kriterien werden innerhalb des freien Spiels beobachtet:

3.5.1 Diagnostikbogen: Beobachtungen im Spiel

Positionen und Positionsübergänge / Bewegungen

- ✓ Das Kind bevorzugt Positionen mit breiter / kleiner Basis und stützt sich viel / wenig ab
- ✓ Der Kopf wird sehr aufrecht gehalten / viel gebeugt und gekippt und das Kind vermeidet / sucht Kopfbewegungen
- ✓ Das Kind hält die Positionen lange oder wechselt sie schnell
- ✓ Die Geschwindigkeit beim Positionswechsel ist schnell / langsam
- ✓ Die Tonusregulation in der Position und bei den Wechseln ist angemessen / unangemessen
- ✓ Reste von primären Reaktionen können / können nicht beobachtet werden
- ✓ Die Bewegungen wirken gut / schlecht koordiniert
- ✓ Die Körperhälften arbeiten gut / schlecht zusammen, eine Körperhälfte wird / wird nicht vernachlässigt

Rotation

- ✓ Das Kind kann / kann nicht den Kopf gegen die Schultern rotieren
- ✓ Das Kind kann / kann nicht die Schultern gegen die Hüfte rotieren
- ✓ Das Kind zeigt im Liegen, im Sitzen und im Stehen Rotation / En-block-Bewegungen

Hand- und Fingergeschicklichkeit

- ✓ Die Finger können / können nicht isoliert bewegt werden
- ✓ Das Handgelenk ist / ist nicht aufgerichtet und locker
- ✓ Das Kind hat eine eindeutige / keine eindeutige Händigkeit
- ✓ Die Hände arbeiten gut / nicht gut zusammen
- ✓ Die Auge-Hand-Koordination ist / ist nicht altersgemäß

Umgang mit Material

- ✓ Das Kind geht angemessen / nicht angemessen mit dem Material um
- ✓ Das Kind sucht / vermeidet bestimmtes Material aufgrund der sensorischen Informationen
- ✓ Das Kind stimuliert sich in einem basalen Sinn mit dem Material
- ✓ Das Kind braucht viel / kein Material

Interaktion mit der Umwelt

- ✓ Das Kind reagiert angemessen / unangemessen auf Störungen von außen
- ✓ Das Kind kann sich / kann sich nicht während des Spieles mitteilen
- ✓ Das Kind lässt sich / lässt sich nicht durch Geräusche oder anderes Material schnell ablenken
- ✓ Das Kind bezieht die Therapeutin in sein Spiel mit ein / nicht mit ein und akzeptiert neue Anregungen

4. INSEL-Therapie

Da die INSEL-Behandlung auf der sensorischen Integrationstherapie basiert, ist es notwendig, die Grundgedanken der SI-Therapie zu kennen und den SI-Behandlungsansatz zu verstehen.

4.1 Grundsätzliches zur Sensorischen Integrationstherapie

Der Ausgangspunkt für die SI-Förderung ist die in den vorangegangenen Kapitel beschriebene Diagnostik, die über die Beobachtung der sensomotorischen Fähigkeiten des Kindes in verschiedenen Situationen und dem Gespräch mit den Eltern erfolgt.
Die Einordnung des Kindes in das System der sensorischen Integrationsstörungen gibt der Therapeutin die Grundlage für die Festlegung des Therapieziels und die Gestaltung der Therapiesituation in Bezug auf die Auswahl des Materials und die Art des Materialangebots.

Wichtig ist hierbei das Wissen, dass Therapie in der sensorischen Integrationstheorie als die Förderung des persönlichen Wachstums des Kindes verstanden wird und nicht die Heilung im Sinne einer Angleichung an eine bestehende Norm erfolgen soll.

Ayres und auch Flehmig weisen immer wieder darauf hin, dass in der Therapie die individuelle Art der Verarbeitung von Sinneseindrücken nicht grundlegend verändert werden kann. In der Behandlung sollen die Kinder erfahren, wie ihr eigenes Wahrnehmungssystem arbeitet, ihre Stärken genutzt werden können und schließlich den Umgang mit vorhandenen Schwächen erlernen.
Die SI-Therapie dient den Kindern als Plattform, um sich und ihre motorischen Fähigkeiten innerhalb eines geschützten Rahmens auszuprobieren und zu erweitern.

Die Vergrößerung des sensomotorischen Repertoires sieht Ayres als einen Weg zur Hirnreifung im Sinne einer Verbesserung der Verarbeitungsgeschwindigkeit, einer klareren Abspeicherung und eines verbesserten Zugriffs auf das bereits erworbene Wissen. Es kommt somit zu einer verbesserten Verknüpfung der Hirnareale, die sich auf alle Bereiches des menschlichen Lernens und Lebens auswirkt.

Die sensorische Integrationstherapie ist in weiten Teilen eine nondirektive, kindzentrierte Therapieform – die Therapeutin wählt das Material und die Art der Stimulation mit diesem Material, den tatsächlichen Umgang mit den Therapiegeräten gestaltet jedoch das Kind selbst.
Es ergibt sich somit folgerichtig, dass die Sensorische Integrationsbehandlung kein Übungsprogramm im eigentlichen Sinne bietet und auch keine Abfolge von bestimmten Übungseinheiten darstellt.

Ayres formulierte hierzu:
„... Die leitende Vorstellung der Behandlung ist es, Sinneseinwirkungen zu schaffen und richtig zu dosieren, und zwar besonders Sinneseinwirkungen seitens des Gleichgewichtssystems, der Muskeln und Gelenke – also der Tiefensensibilität – und der Haut – also des Tastsinns –, und zwar in einer solchen Weise, dass das Kind spontan Anpassungsreaktionen an diese Reize bildet, die zu einer Integration der dabei erlernten Empfindungen in das Nervensystem führen. (...)
Wenn die Therapeutin ihre Sache sehr gut macht und das Kind dabei sein Nervensystem vervollständigt, sieht es für den Außenstehenden so aus, als ob das Kind nur spiele. Das Leben ist eben voller Paradoxien; dieser Eindruck ist eine von ihnen. (...)
Am intensivsten kommt eine Integration von Sinneseindrücken zustande, wenn das Kind von sich aus einen bestimmten Reiz wünscht und eine Tätigkeit einleitet, durch die es die gewünschten Empfindungen erhalten kann. (...)“ (Bausteine der kindlichen Entwicklung, Ayres 1974)

4.1.1 Förderung im Sinne der Sensorischen Integrationstherapie

Für die Logopädin ist es unerlässlich zu erkennen, dass der eigenen Therapieansatz und die Wahl des Materials eine Einheit bilden müssen und sich gegenseitig bedingen. Im Folgenden werden in diesem Sinne einige grundsätzliche Beispiele einer SI-Behandlung in Kürze aufgeführt.
Die Auswahl des Materials richtet sich nach dem sensomotorischen Störungsbild.

Bei einem Kind mit einer Überempfindlichkeit im vestibulären oder taktilen Bereich werden zu Beginn der Therapie keine Materialen angeboten, die diese Sinne noch stärker stimulieren.
Stattdessen müssen deutliche propriozeptive Informationen angeboten werden, so dass die sensorische Integration insgesamt angeregt und die Hirnreifung verbessert wird.
Dann werden diese Informationen mit klaren und eindeutigen Reizen im betroffenen Sinn gekoppelt, so dass das Kind auch im vestibulären oder taktilen Bereich beginnen kann, innerhalb eines geschützten Rahmens Erfahrungen zu machen. Für den taktilen Sinn gilt außerdem, dass immer mit den Händen begonnen wird und nicht direkt am Mund. Die Erlaubnis zur Arbeit am und im Mund erteilt das Kind gemeinsam mit seinem Eltern.

Kinder mit Überempfindlichkeiten werden nicht von außen stimuliert, sondern behalten in der Therapie die Kontrolle über die Stärke und Dauer des Reizes.

Beispiel 1:

Tobias, 5 Jahre 3 Monate hat eine deutliche vestibuläre Überempfindlichkeit. Nach einigen Stunden, in denen keine vestibuläre Behandlung, sondern eine propriozeptive Behandlung (Bauen mit den schweren Therapiekissen und den Sitzsäcken) erfolgt, bietet die Therapeutin das Rollbrett an. Tobias entscheidet selbst, in welcher Haltung und Geschwindigkeit er fahren möchte. Da eine Eigenstimulation angezeigt ist, gibt er sich selbst Anschwung und kontrolliert damit die vestibuläre Information.

Beispiel 2:

Jonathan, 5 Jahre 8 Monate, hat eine deutliche taktile Überempfindlichkeit. In den ersten Stunden beschäftigt er sich intensiv mit dem Kriechtunnel und dem Rollbrett und erweitert seine motorischen Fähigkeiten. Dann bietet die Therapeutin an, gemeinsam mit Jonathan ein Fühlmemory zu basteln – er entscheidet, welche Materialien und Stoffe aufgeklebt werden sollen und beginnt so, seine taktilen Erfahrungen selbstbestimmt zu erweitern.

Wenn eine Unterempfindlichkeit in einem Sinnessystem vorliegt, kann die Arbeit mit Materialien zur Stimulation dieses Sinnes erfolgen. Wichtig ist hierbei, dass das Kind diese Informationen bereits von sich aus sucht, aber anscheinend nicht verarbeiten kann. Die Aufgabe der Therapeutin ist es, zusätzlich propriozeptive Stimulation anzubieten und für das Kind Verarbeitungspausen zu schaffen. Die Stimulation kann bei einem Kind mit einer Unterempfindlichkeit von außen, also als Fremdstimulation erfolgen.

Beispiel 3:

Sina, 4 Jahre 8 Monate, hat eine vestibuläre Unterempfindlichkeit und liebt jede Form der Gleichgewichtsstimulation. Sie sucht sich selbst sofort die Schaukel aus und hört nicht auf, sich immer wieder einzudrehen und anzuschubsen. Die Therapeutin verändert dieses Schaukeln und sorgt dafür, dass Sina die Schaukel regelmäßig anhalten muss, um schwere Kissen ein- oder auszuladen und weiter zu transportieren. Durch die Veränderungen der vestibulären Reize und die propriozeptiven Informationen beginnt Sina, ihre Reaktionen auf Gleichgewichtsreize zu verändern und das System besser zu integrieren.

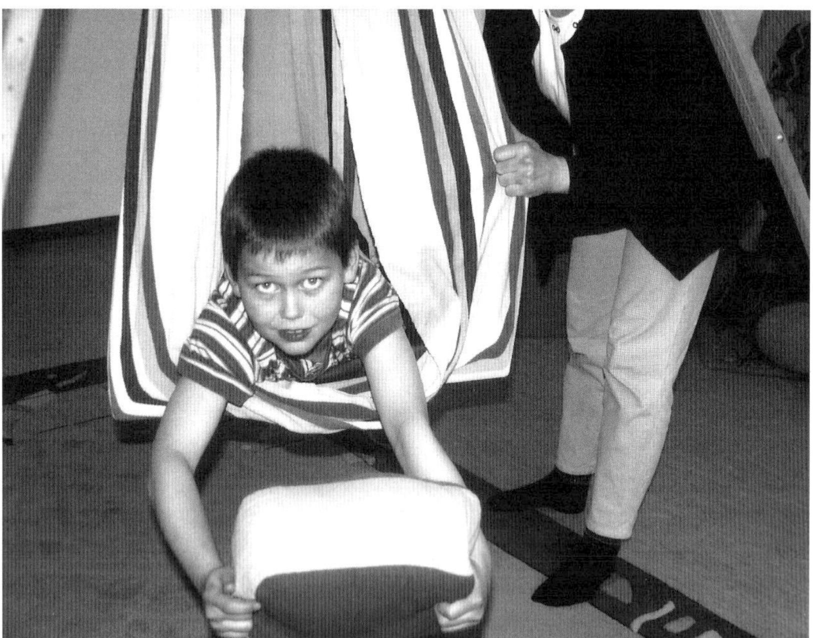

Veränderung der vestibulären Verarbeitung durch tiefensensible Informationen

Beispiel 4:

Jan, 4 Jahre 1 Monat, hat eine taktile Unterempfindlichkeit. Zu Beginn der Therapie stürzt er sich auf die Fingerfarben und matscht ohne Pause darin herum. Die Aufgabe der Therapeutin ist es jetzt, dafür zu sorgen, dass Jan zusätzlich propriozeptive Informationen erhält und Verarbeitungspausen macht. Die Therapeutin bietet neben den Fingerfarben Schüsseln mit unterschiedlich temperiertem Wasser an und leitet Jan an, jeweils nach einer kurzen Zeit des Matschens die Hände zu säubern und mit einem Frotteehandtuch abzureiben. Im Verlauf der Therapie beginnt Jan, selbst die tiefensensiblen Informationen zu suchen und sorgt so für eine bessere Integration seines taktilen Sinnes.

4.1.2 Material

Heute gehören einige der Materialien zur Sensorischen Integrationsförderung in vielen logopädischen Praxen bereits zur Grundausstattung. Wichtig ist es, die Materialien vor der Behandlung selbst auszuprobieren, da sich die Stimulation sowohl aus dem Material selbst als auch aus dem Umgang mit ihm ergibt.
Die Liste der Geräte dient nur zur Verdeutlichung der grundlegenden Funktionen, natürlich können noch beliebig viele andere Materialien zur Stimulation eingesetzt werden, z.B. Seile, Tücher, Bauklötze, Tastmemory, Klangboxen.

• Rollbrett

Das Rollbrett kann vielseitig genutzt werden – sowohl zum Fahren in den unterschiedlichsten Positionen, zum Geschoben oder Gezogen werden wie auch zum Transportieren von Kissen oder anderen Dingen. Die Stimulation kann sowohl stark vestibulär oder auch stark propriozeptiv ausgerichtet sein.

• Schaukeln / Hängematte

Schaukeln ist der klassische Weg der SI-Therapie zur vestibulären Stimulation in unterschiedlichsten Varianten, Schweregraden und Kombinationen mit propriozeptiver Information. Da die meisten sprachtherapeutischen Praxen keine Möglichkeit der Schaukelaufhängung haben, ist eine Woll- oder Tagesdecke oft eine gute Alternative. Auch diese kann zum Schaukeln eines Kindes genutzt wer-

den, ebenso zum Ziehen über verschiedene Untergründe in unterschiedlichen Positionen.
Zusätzlich kann eine Decke auch zum Höhle bauen, zum Transportieren oder einfach zum Zudecken dienen.

• *Bohnen-, Kastanien-, Erbsen-, Reiswanne*

Aus Möbelhäusern kennen Kinder und Eltern oft die Bällebäder – für die logopädische Praxis bieten sich Wannen oder Kästen gefüllt mit Kastanien oder Bohnen an. Diese Material dient sowohl der taktilen als auch der propriozeptiven Stimulation. Die Kinder können zum Beispiel darin „baden", sich berieseln lassen, Dinge verstecke und suchen, einzelne Teile daraus ein- und umfüllen und vieles mehr.

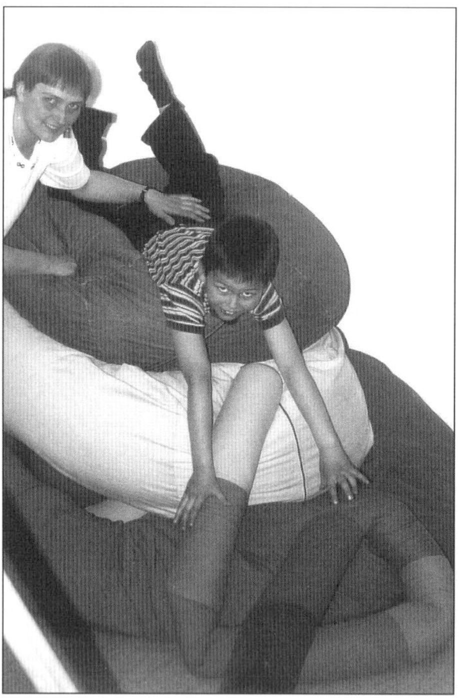

Kind rutscht kopfüber von den Säcken

• *Sitzsäcke* (gefüllt mit Styroporkügelchen oder ähnlichem)

Die großen Sitzsäcke beanspruchen viel Platz – trotzdem lohnt sich die Anschaffung. Durch den vielfältigen Einsatz verschaffen sie den Kindern durch Hineinspringen, Drüberklettern, drunter Verstekken, Ziehen und Schieben wertvolle propriozeptive und vestibuläre Informationen, die auf andere Weise nicht gegeben werden können. Außerdem sind sie immer eine große Motivationshilfe in der Therapie.

• *Kriechtunnel*

Der Kriechtunnel regt zum Krabbeln an, kombiniert mit Sitzsäcken oder Decke wird er zum Abenteuerspielplatz für etliche Stunden. Die Stimulation ist neben einem stark propriozeptiven Reiz vor allem vestibulär.

• *Kleine Kissen* (gefüllt mit Bohnen, Reis, Sand, Korken)

Der Umgang mit diesem Material übt den Kraftsinn und die Geschicklichkeit, da jeder Sack ein anderes Gewicht und eine andere Größe hat – vor allem die Tiefenwahrnehmung ist hier gefragt. Neben dem Transportieren, Tragen und Werfen können die Säckchen auch als „Beschwerung" des Körpers eingesetzt werden.

• *Massagegerät*

Das Massagegerät ist immer mit Vorsicht anzuwenden, da vor allem im Gesichts- und Mundbereich Stimulationsreize so intensiv sind, dass die Kinder sie nicht ohne Hilfe verarbeiten können. Gesetzt werden neben massiven Tiefeninformationen auch taktile und vestibuläre Reize.

• *Creme / Schaum / Fingerfarben / Wasser / Sand / Ton / Salzteig*

Alle Dinge aus dem Bereich des „Matschens" dienen der taktilen Stimulation. Bei der Arbeit ist es wichtig zu bedenken, dass sich die Haut durch den Umgang mit dem Material verändert, da z.B. die Creme oder die Fingerfarbe einzieht oder Salzteig die Haut spröde und rissig macht.

• *Nahrungsmittel, Kau- und Saugmaterial* (der myofunktionalen Therapie)

Zur Förderung der Wahrnehmung im Mund bieten sich Dinge an, die Kinder auch von sich aus in den Mund stecken würden und zusätzlich die Mundfunktionen fördern. Die hiermit gesetzten Reize sind sowohl taktil als auch propriozeptiv.

• *Sprossenwand / Klettergerüst / schiefe Ebene*

Diese Geräte werden wahrscheinlich nicht zum regulären Inventar einer logopädischen Praxis gehören und sind nicht nur in der Anschaffung kostspielig, sondern nehmen meistens auch unangemessen viel Platz ein. Da die INSEL-Behandlung keine physiotherapeutische Betreuung ersetzen kann und soll, ist es nicht notwendig, diese Spielgeräte zu kaufen. Falls sie jedoch vorhanden sind, fördern sie neben dem Gleichgewichtssinn und der Tiefensensibilität auch die Gefahreneinschätzung im Umgang mit der Höhe.

4.2 Das INSEL-Therapie-Konzept

Im Gegensatz zur Sensorischen Integrationsbehandlung ist die Integrative Sensomotorische Logopädie ein direktiver und übungszentrierter Behandlungsansatz.
Aus der logopädischen Diagnostik ergeben sich die Bereiche, die zur Verbesserung der sprachlichen Fähigkeiten des Kindes gefördert werden sollen. Aufgrund der logopädischen Auffälligkeit wird von der Therapeutin der logopädische Lerninhalt einzelner Behandlungseinheiten festgelegt.
Zusätzlich wird, basierend auf der sensomotorischen Diagnostik, das Material und auch die Art des Umgangs mit diesem in Anlehnung an die sensorische Integrationstherapie bestimmt.

Durch die Verknüpfung der sprachtherapeutischen Förderung und der sensomotorischen Behandlung kommt es grundsätzlich zu einer besseren Verarbeitung der kognitiven Lerninhalte, da die Stimulation der basalen Sinne eine gute Aufmerksamkeit und Konzentration bewirkt, die wiederum eine bessere Speicherung neuer Fähigkeiten ermöglicht.
Außerdem wird die Motivation des Kindes zur Mitarbeit durch die Therapiematerialien, die angemessenen körperlichen Informationen und die handlungsorientierte Förderung deutlich gesteigert und vor allem auch über einen längeren Zeitraum erhalten.

4.2.1 Grundprinzipien

Als Behandlungsform, die optimal die o.g. synergetischen Effekte nutzt, hat sich im INSEL-Konzept eine Therapie ergeben, die zum einen stark auf Wiederholung bekannter sensomotorischer Anforderungen, die spezifisch variiert werden, als auch auf alternierende Strukturen zur besseren Abspeicherung setzt.
Die einzelnen Basissinne erhalten notwendige Informationen und die Möglichkeit, diese Informationen zu verarbeiten. Diese verbesserte sensorische Integration wird sowohl als Grundlage für die

logopädische Behandlung als auch direkt als Verstärkung der Übungsinhalte genutzt.

Die taktile und vestibuläre Stimulation wird immer als vorbereitende und „öffnende" Erfahrung eingesetzt, auf die dann die logopädische Anforderung folgen kann. Die logopädische Arbeit im auditiven Bereich sollte immer gekoppelt werden an vestibuläre Informationen. Wenn in der Therapie die Erweiterung des Wortschatzes oder die Verbesserung des Sprachverständnisses vorrangig erscheinen, dann wird eine Stimulation der taktilen Wahrnehmung unerlässlich sein. Dagegen erfolgt die propriozeptive Stimulation im INSEL-Konzept am Ende jeder Behandlungssequenz. Dieses Beenden mit tiefensensible Informationen führt zur verbesserten Abspeicherung und regt die Hirnreifung an. Alle vorher erarbeiteten Inhalte werden „eindrücklich" verankert und sind für das Kind im Folgenden leichter abrufbar.

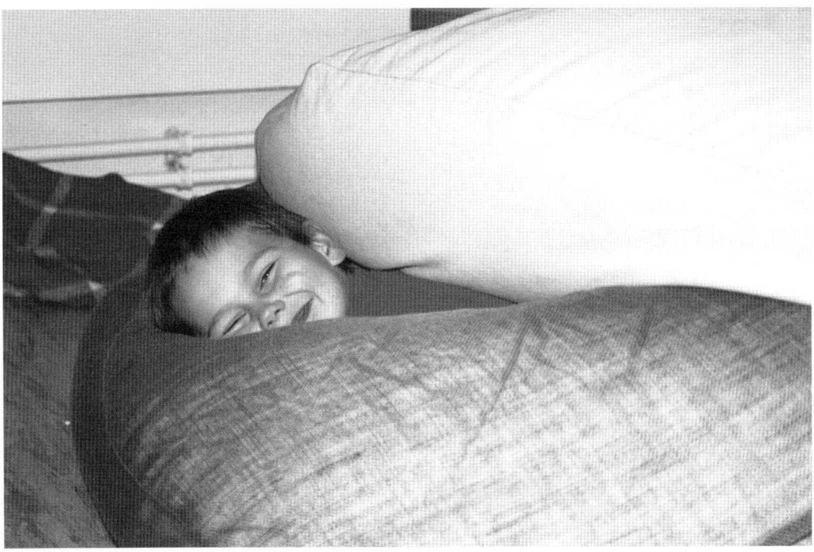

Kind zwischen zwei Säcken – eindrückliches Beenden der Sequenz

4.2.2 Die INSEL-Behandlungskreise

Die Behandlung nach dem Konzept der INSEL läuft in sogenannten Behandlungskreisen ab:

Die verschiedene Komponenten der Therapie folgen einander, wiederholen sich und werden innerhalb des nächsten Kreises erweitert. Sie verstärken sich gegenseitig und ergeben als Ganzes eine Behandlungssequenz.
Wichtig ist dabei, dass sich in den Kreisen basale Stimulation und logopädische Anforderungen in einer festgelegten Reihenfolge, die von der Therapeutin vorgegeben wird, abwechseln.

4.2.2.1 1. Stufe: Vorbereitung

Vorbereitung auf die logopädische Anforderung durch basale Stimulation:

Die Vorbereitung führt zur Verbesserung der sensomotorischen Grundlagen für die Arbeit in bestimmen Teilbereichen der Sprache. Auf dieser Stufe erfolgt noch keine direkte logopädische Behandlung.
Die Therapieeinheit beginnt störungsbildspezifisch mit der Stimulation eines basalen Sinnes, gefolgt von einer tiefensensiblen Information zur besseren Verarbeitung der Informationen dieses basalen Wahrnehmungskanals. Vor der erneuten Stimulation ist eine Verarbeitungspause notwendig, innerhalb der die Informationen in das Wahrnehmungssystem des Kindes integriert werden können. Diese Stufe des Kreises wird solange wiederholt, bis das Kind die sensomotorische Information verarbeitet hat und für eine zusätzliche Anforderung bereit ist.

4.2.2.2 2. Stufe: Kombination

Kombination von basaler Stimulation und logopädischer Aufgabe:

Jetzt kann die logopädische Aufgabe in den Behandlungskreis integriert werden. Die bisherige Art der basalen Stimulation wird beibehalten, da das Kind in der ersten Stufe gelernt hat, mit diesen Informationen umzugehen. Vor der propriozeptiven Stimulation erfolgt nun zusätzlich noch die logopädische Anforderung, wiederum gefolgt von der bereits bekannten propriozeptiven Stimulation zur Abspeicherung und der Verarbeitungspause.

Die logopädische Aufgabe fordert eine bestimmte Stimulation, so wird vor einer auditiven Differenzierungsübung eine vestibuläre, vor

einer semantischen oder lexikalischen Übungen eine taktil Reizung erfolgen. Jede Arbeit im Mund erfordert neben der Verbesserung der taktilen Wahrnehmung im palmaren und oralen Bereich auch eine propriozeptive Förderung, damit die veränderten sensorischen Informationen zu anderen Bewegungsreaktionen führen können.
Die Lautanbahnung erfolgt im INSEL-Konzept erst dann, wenn das Kind den Laut auditiv differenzieren kann und die mundmotorischen Grundlagen zur Bildung des Einzellautes vorhanden sind.

4.2.2.3 3. Stufe: Erweiterung

Erweiterung der sensomotorischen oder der logopädischen Anforderung:

In der 3. Stufe des Kreises wird die Abfolge der einzelnen Komponenten nicht verändert, da für das Kind eine gewisse Kontinuität das Lernen erleichtert und die Abspeicherung verstärkt. Verändert wird jetzt die Art der basalen Stimulation, dabei bleibt die logopädische Aufgabe anfangs noch gleich. Im nächsten Durchgang kann dann die sprachliche Anforderung erhöht werden. Der basalen Stimulation und sprachtherapeutischen Einheit folgt immer die propriozeptive Stimulation und die Verarbeitungspause.
Diese 3. Stufe wird mehrfach mit immer neuen Varianten der basalen Stimulation und der logopädischen Aufgabe wiederholt. Es wird keine isolierte, stereotype Handlung eingeübt, sondern ein Spektrum von ähnlichen motorischen und sprachlichen Fähigkeiten erworben und durch die Kombination mit tiefensensiblen Informationen in der Verarbeitungspause abgespeichert.

4.2.2.4 4. Stufe: Festigung und Verarbeitung

Jede INSEL-Behandlungssequenz endet mit einer intensiven propriozeptiven Stimulation, die mit kleinen Pausen mehrfach wiederholt und mit der bekannten basalen Stimulation kombiniert wird. Die erlernten Stundeninhalte können so nochmals abgespeichert werden, wodurch die neuen motorischen Reaktionen auf sensorische Stimulation als weiteres Bewegungsmuster angelegt werden. Somit ist die Grundlage für die Arbeit der nächste Stunde auf einer höheren logopädischen Ebene gelegt.

Prinzipiell kann jede logopädische Übungssequenz wie beschrieben in eine basale Stimulation eingebettet werden. Dazu gilt es die Grundgedanken der INSEL-Kreise auf spezifische Situationen und Anforderungen zu übertragen und individuellen Therapieplänen für das einzelne Kind zu gestalten. Der Kreativität sind hierbei konzeptbedingt und bewusst keine Grenzen gesetzt. (Siehe Abb. 5, auf S. 73)

4.2.3 Behandlungsbeispiele

Anhand von Beispielen aus der Praxis sollen anschaulich die Möglichkeiten der Arbeit mit den INSEL-Kreisen auf verschiedenen logopädischen Ebenen gezeigt werden. Zum besseren Verständnis werden jeweils Fallbeispiele aus der Praxis genannt. Die Kinder werden kurz mit der sensomotorischen und logopädischen Diagnostik vorgestellt und das Therapieziel für die folgende Sequenz wird genannt. Alle beschriebenen Stunden haben tatsächlich in dieser Form stattgefunden.

4.2.3.1 1. Beispiel: vestibulär-auditiver Therapiekreis

Die enge Verknüpfung der vestibulären Wahrnehmung mit dem auditiven System wird in der Therapie zur Vorbereitung und verbesserten Speicherung genutzt.

Fallbeispiel: Clara (5 Jahre, 3 Monate)

Sensomotorische Verarbeitungsstörung im Sinne einer vestibulären Unterempfindlichkeit

Deutliche Suche nach vestibulärer Information
Unkonzentriertheit und Unaufmerksamkeit
Verzögerte motorische Reaktionen auf Lageveränderungen
Keine postrotatorischer Nystagmus sichtbar, kein Schwindel
Veränderte Bewegungsentwicklung

Sprachentwicklungsverzögerung auf phonologisch-phonetischer Ebene

Artikulationsstörung (Schetismus, Chitismus und Sigmatismus – alle betroffenen Laute werden als interdentales /S/ gebildet)
Eine korrekte Bildung der veränderten Laute ist nicht möglich

Die INSEL-Behandlungskreise im Überblick

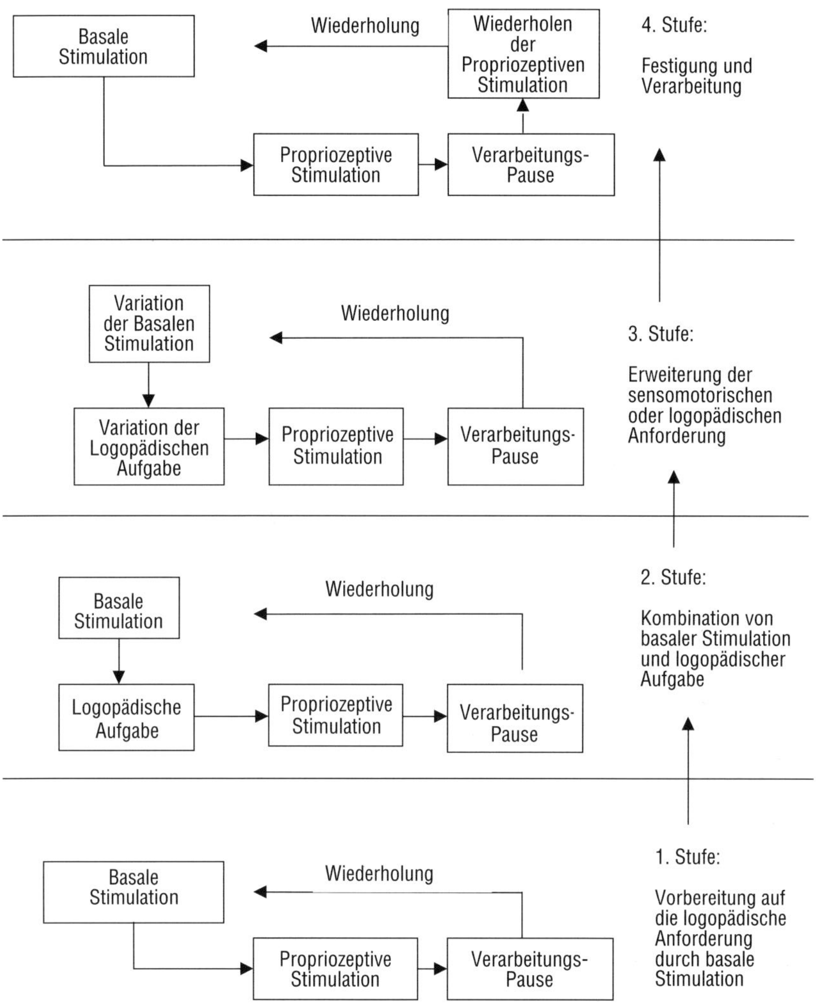

Abb. 5: Behandlungskreise

Die fehlgebildeten und ersetzten Laute können nicht voneinander differenziert werden, eine Unterscheidung von anderen Lauten und Lautgruppen ist möglich

Therapieziele für die beschriebene Behandlung:

Verbesserte Wahrnehmung und Verarbeitung von vestibulären Informationen
Verbesserte muskuläre Reaktionen auf Gleichgewichtsreize
Verbesserte Aufmerksamkeit für auditive Informationen
Differenzierung des /SCH/ und des /S/

(Siehe Abb. 6, auf S. 75)

Stufe 1:

Thema der Stunde: „Postauto"
Clara fährt auf dem Rollbrett durch das Zimmer und transportiert schwere Kissen (gefüllt mit Bohnen) von einer Seite auf die andere.

Stufe 2:

Die logopädische Aufgabe besteht in der Differenzierung des /SCH/ zu anderen Lauten wie z.B. /R/ , /L/ oder /W/, die sich durch die Länge der Phonation nicht unterscheiden lassen.
Bei jedem Durchgang der 2. Stufe des Kreises wird nur ein Laut angeboten – alle /SCH/-Kissen kommen in eine Ecke, alle anderen Kissen in eine andere Ecke des Zimmers.
Innerhalb von 6 Durchgängen zeigt sich, dass Clara konstant und sicher die Unterscheidung gelingt.
Wenn die Differenzierung nicht möglich ist, dann muss die logopädische Aufgabe erleichtert werden, z.B. sollte dann die Unterscheidung von /SCH/ und einem Plosivlaut wie z.B. /K/ erfolgen.

Stufe 3:

Das Rollbrett wird von der Therapeutin in Bewegungen versetzt, die immer neue Anpassungsreaktionen erfordern. Es zeigt sich, dass Clara auch die Differenzierung von /SCH/ und /S/ möglich ist, so dass die logopädische Aufgabe nochmals erweitert werden kann und statt Lauten jetzt sinnlose Worte angeboten werden, z.B. /SCHE/ oder /ASCHA/ oder /ISCH/. Die Aufgabe bleibt gleich: Clara soll hören, ob das /SCH/ oder das /S/ im Wort versteckt ist.

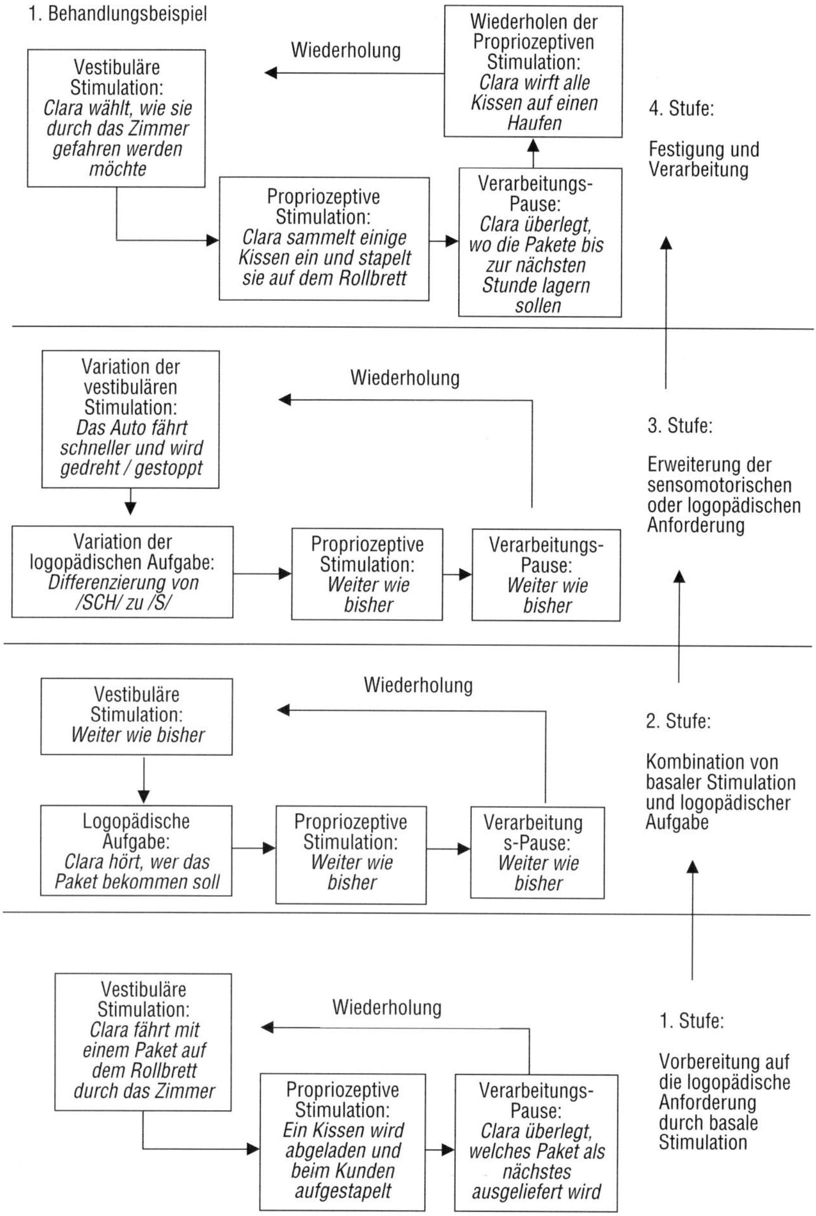

Abb. 6: Der vestibulär-auditive INSEL-Kreis

Stufe 4:

Die Therapieeinheit zur Verbesserung der auditiven Differenzierungsfähigkeit ist beendet – in der nächsten Stunde ist es möglich, in einem ähnlichen INSEL-Kreis in der 3. Stufe bereits sinnvolle Worte zu verwenden.

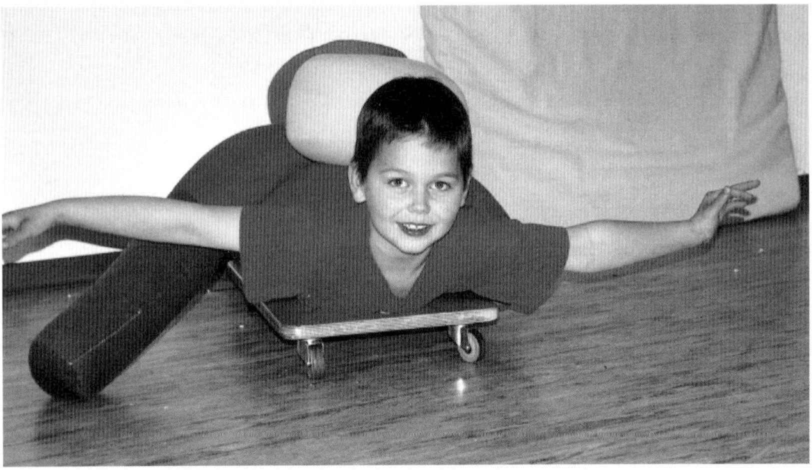

Rollbrett und Kissen

4.2.3.2 2. Beispiel: taktil-semantischer Therapiekreis

Für die Begriffsbildung – das Erfassen und Begreifen der Umwelt – ist als Grundlage eine gute taktile Wahrnehmung notwendig. Dieser Zusammenhang findet sich im INSEL-Kreis wieder.

Fallbeispiel: Denise (4 Jahre, 1 Monat)

Sensomotorische Verarbeitungsstörung im Sinne einer taktilen Überempfindlichkeit

Deutliche Vermeidung von taktilen Reizen an der Hand und im Mund
Massive Verzögerung der Feinmotorik, keine Zusammenarbeit der Hände
Vermehrte Greifreaktion, vermehrtes Schlucken und Würgen

massive Sprachentwicklungsverzögerung

semantisch-lexikalisch: eingeschränktes Sprachverständnis und deutlich eingeschränkter Wortschatz

syntaktisch-grammatisch: Ein-Wort-Sätze
Phonetisch-phonologisch: universelle Dyslalie
Orofaciale Entwicklung deutlich verändert

Therapieziele für die beschriebene Behandlung:

Verbesserte Wahrnehmung und Verarbeitung von taktilen Reizen
Zusammenarbeit der Hände fördern und Neugierde wecken
Verknüpfung von Begriffen mit dem realen Gegenstand und einer Handlung
Erweiterung des Wortschatzes für die Situation „Frühstück“

Siehe Abbildung 7, auf S. 78

Stufe 1:

Thema der Stunde: „Frühstück“

Denise sucht in der Küche gemeinsam mit der Therapeutin die notwendigen Gegenstände zusammen, die sie für ein Frühstück braucht und legt alles in eine Kiste, z.B. zwei Sets, zwei tiefe Teller, Flakes, Milch, zwei große Löffel, Servietten, Lappen, eine Kerze und Streichhölzer.

Stufe 2:

Die logopädische Aufgabe besteht in der Erweiterung des Wortschatzes „Frühstück“. Denise kennt alle Gegenstände, da sie selbst immer diese Dinge zum Frühstück bekommt. Denise soll die Worte sowohl hören als auch selbst produzieren. Die korrekte Artikulation ist nicht Teil der Übung.
Bei jedem Durchgang der 2. Stufe des Kreises wird nur ein Begriff angeboten.
Im Verlauf der Übung zeigt sich, dass Denise die Gegenstände zuerst auf Aufforderung, später von sich aus mit beiden Händen umfasst und aufmerksam die Begriffe aufnimmt und in der Verarbeitungspause von sich aus wiederholt. Sobald der Tisch gedeckt ist, folgt die 3. Stufe des Kreises.

Stufe 3:

In dieser Phase werden alle Begriffe noch einmal wiederholt und in einen Handlungszusammenhang eingebracht. Denise äußert im Verlauf der Übung sowohl die Begriffe wie „Löffel“ als auch die

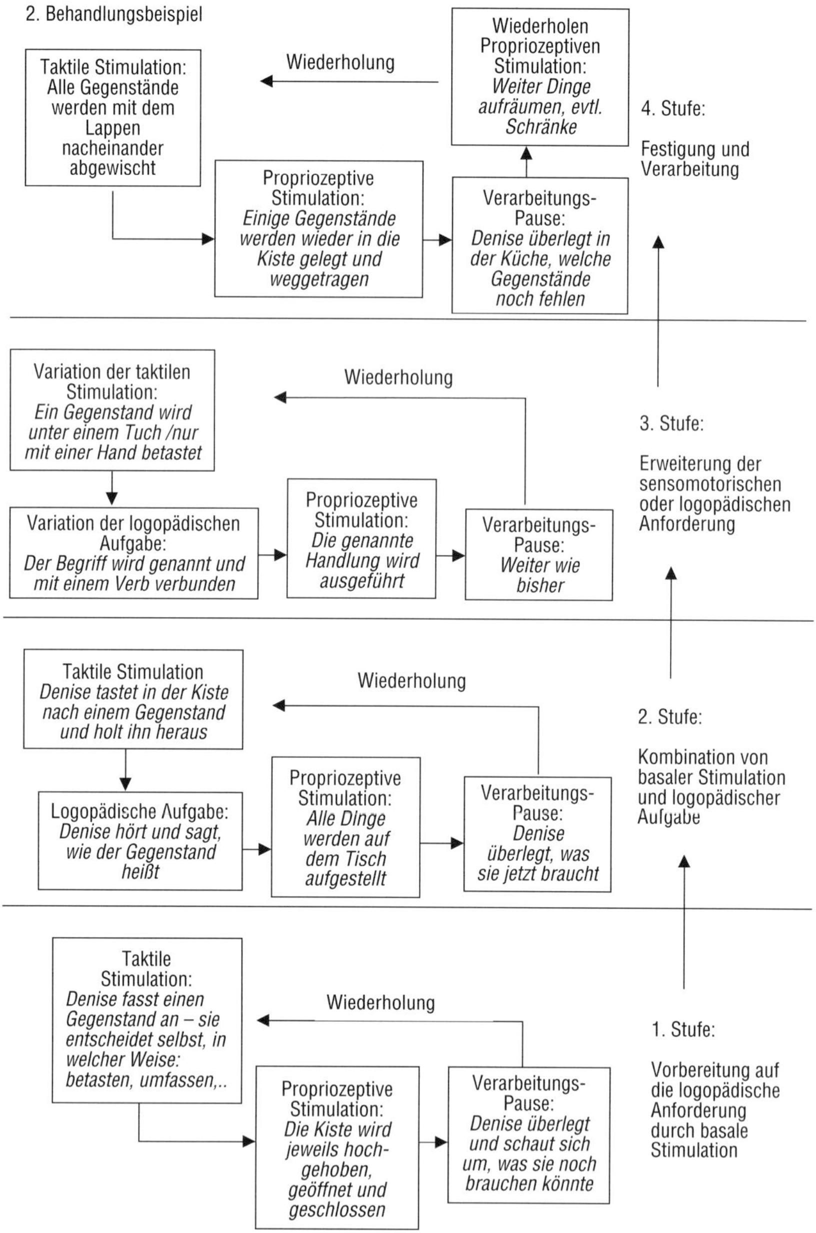

Abb. 7: Der taktil-semantische-Kreis

Tätigkeiten „essen“ und erweitert ihre Produktion von sich aus um passende Adjektive „nass“, „heiß“ und „bäh“ (= „schlecht“ oder „eklig“, als die Milch über ihre Finger läuft)

Stufe 4:

Die Therapieeinheit zur Erweiterung des Wortschatzes ist beendet – mit der Mutter werden die erarbeiteten Worte besprochen und weitere Begriffe abgestimmt, die in ähnlicher Weise zuhause im Verlauf der nächsten Woche angeboten werden können.

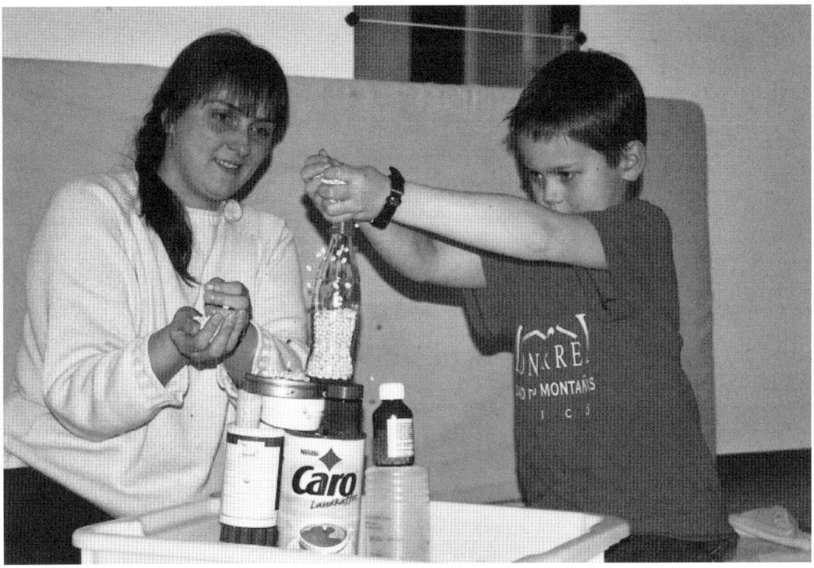

Bohnen in Flaschen einfüllen

4.2.3.3 3. Beispiel: taktil-mundmotorischer Therapiekreis

Bei der Behandlung der Bewegungsmuster des gesamten Orofacialen Bereichs sollte vor und in Verbindung mit der motorischen Anforderung immer eine sensorisch-taktile Information zur besseren Orientierung im Mundinnenraum gegeben werden.

Fallbeispiel: Jannis (5 Jahre, 8 Monate)

Sensomotorische Verarbeitungsstörung im Sinne einer taktilen Unterempfindlichkeit

Deutliche Suche nach taktilen Reizen im Hand- und Mundbereich
Verzögerung der Feinmotorik, veränderte Stifthaltung
Eingeschränkte Mengen- und Raumwahrnehmung im Mundbereich

Sprachentwicklungsverzögerung auf phonetischer Ebene

Eingeschränkte Mundmotorik: Schnalzen nicht möglich, Saugen und Schlucken verändert mit deutlichem Zungenvorstoß
Veränderte Kieferentwicklung und Zahnstellung: Offener Biss, Kreuzbiss
Artikulationsstörung (Sigmatismus und Chitismus lateralis, inkonstantes Ersetzten des /TR/ und /DR/ durch /KR/ und /GR/)
Gute phonologische Bewusstheit auch für die veränderten Laute

Therapieziele für die beschriebene Behandlung:

Verbesserte Wahrnehmung und differenzierte Verarbeitung von taktilen Reizen
Verbesserung der Raum- und Mengenwahrnehmung im Mundbereich
Erweiterung des mundmotorischen Bewegungsrepertoires und Kräftigung der Muskulatur (Siehe Abb. 8, auf S. 81)

Stufe 1:

Thema der Stunde: „Ratespiel mit Salzstangen"

Auf dem Tisch werden alle notwendigen Materialien aufgebaut: Salzstangen, Teller, Becher und Wasserflasche, Hausaufgabenheft. Die Salzstangen werden in kleine Stücke gebrochen.
Die Therapie findet nicht am Tisch, sondern auf einer Matte vor einem großen Spiegel statt. Der ständige Wechsel zwischen dem Tisch und der Matte ist bewusst in die Übung eingebaut, um immer wieder die Tonusregulation und den Spannungsaufbau im ganzen Körper anzuregen. Vor dem Spiegel sitzen wird der Fersensitz eingenommen.
Abwechselnd gehen die Therapeutin und das Kind zum Tisch, holen einige Stücke der Salzstange und geben sie dem anderen auf

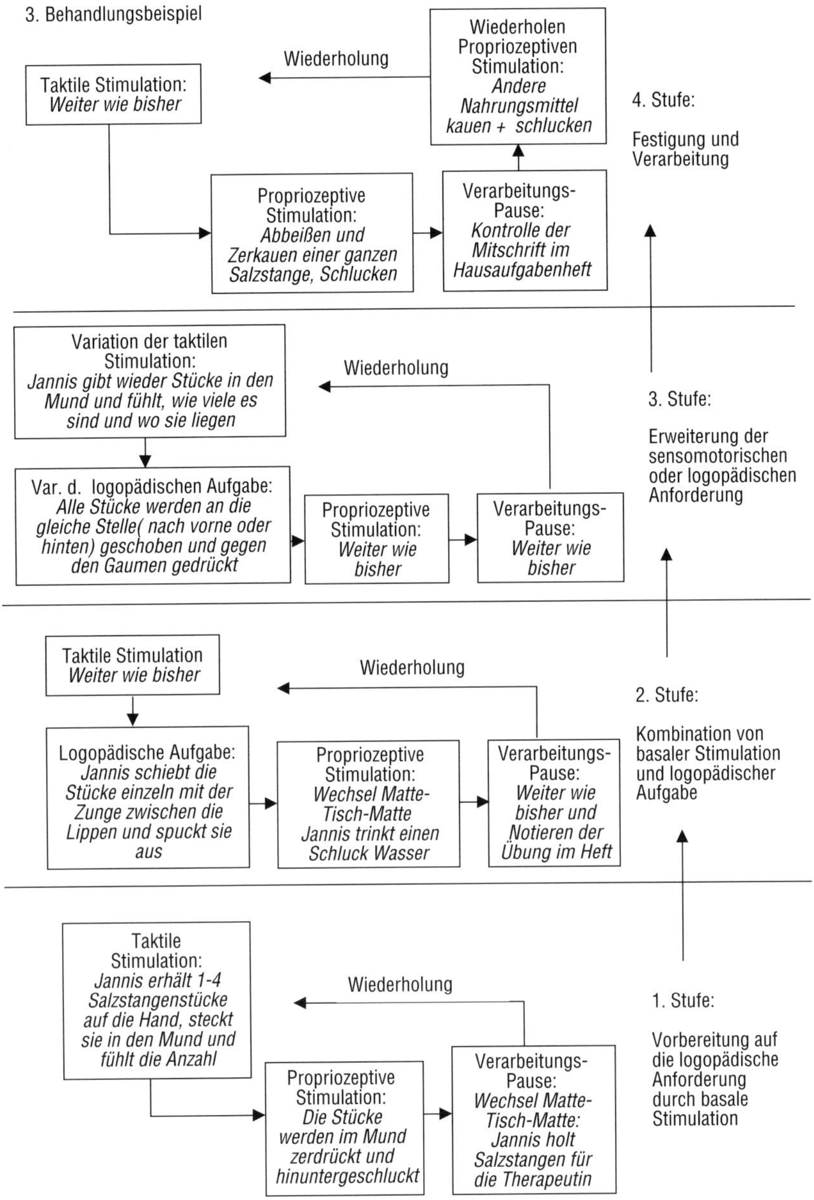

Abb. 8: Der taktil-mundmotorische INSEL-Kreis

die Hand – die Augen sind geschlossen, die Menge soll taktil im Mund erfasst werden.

Stufe 2:

Die logopädische Aufgabe besteht in der differenzierten Bewegung und Zusammenarbeit der Wangen- und Zungenmuskulatur. Oft ist es für die Kinder einfacher, ihr motorisches Repertoire zu erweitern, wenn eine „sinnvolle" Aufgabe die Bewegung veranlasst. Das einfache Nachahmen einer neuen Bewegung bleibt ohne Lerneffekt.
Im Verlauf der Übung zeigt sich, dass Jannis mit zwei Stücken sowohl von der Mengenwahrnehmung als auch bzgl. der notwendigen Bewegungsabstimmung gut zurechtkommt.
Bei drei Stücken im Mund erkennt er die Menge sicher, kann aber nicht die erforderliche Bewegungskombination ausführen. Der Kreis wird mehrfach mit ein oder zwei Salzstangenstücken wiederholt und als Hausaufgabe im Heft notiert.

Stufe 3:

In dieser Phase werden die Dimensionen Menge und Raum für den Mundinnenraum zu einer komplexeren taktilen Wahrnehmung verbunden. Auch die Bewegung erfordert jetzt noch mehr Präzision und Feinabstimmung. Der Druck der Zunge mit den Stücken gegen den Gaumen ist bereits propriozeptive Stimulation, die wiederum zu einer besseren Speicherung der Raumwahrnehmung führt. Jannis kann innerhalb dieser mehrfach wiederholten Stufe drei Stücke als Menge und räumlich differenzieren und an einer Stelle im Mund zusammenbringen.

Stufe 4:

Die Therapieeinheit zur Erweiterung des Bewegungsrepertoires im Mundbereich ist beendet. Zuhause wird Jannis die Übung wiederholen und mit anderen Nahrungsmitteln, z.B. Apfelstücken oder Smarties ebenso verfahren. Die Arbeit an der Mengen- und Raumwahrnehmung wird in der nächsten Therapieeinheit fortgesetzt werden.

4.2.3.4 4. Beispiel: propriozeptiv-phonetischer Therapiekreis

Die Propriozeptive Wahrnehmung bildet die Grundlage für die Bewegungsentwicklung eines Menschen. Je differenzierter und klarer die tiefensensiblen Informationen verarbeitet werden, desto besser wird die Koordination und Qualität der Bewegungsausführung sein. In der Therapie wird die Stimulation der Propriozeption als Basis für das Erlernen neuer Bewegungsmuster angesehen. Da die Hand- und Mundmotorik eng verknüpft sind, wird innerhalb der INSEL-Kreise zur Lautanbahnung die feinmotorische Bewegung mit der Lautbildung gekoppelt.

Fallbeispiel: Patrik (4 Jahre, 6 Monate)

Sensomotorische Verarbeitungsstörung im Sinne einer propriozeptiven Unterempfindlichkeit

Deutliche Suche nach tiefensensiblen Informationen
Eingeschränktes Bewegungsrepertoire, veränderte Koordination und Bewegungsdosierung
Verzögerte Lateralitätsentwicklung, wenig Kreuzen der Mittellinie

Deutlich Sprachentwicklungsverzögerung auf phonetischer Ebene

Multiple bis universelle Dyslalie (Kappazismus, Gammazismus, Rotazismus, Schetismus). Die betroffenen Laute werden konstant und konsequent wie folgt ersetzt: /K/ durch /T/, /G/ durch /D/, /R/ durch /H/ und /SCH/ durch /S/
Alle Konsonantenverbindungen werden vereinfacht
Die Ersatzlaut werden korrekt gebildet
Die betroffenen Laute können gut von den Ersatzlauten differenziert werden, ein deutliches Störungsbewusstsein liegt vor

Therapieziele für die beschriebene Behandlung:

Verbesserte propriozeptive Wahrnehmung und veränderte Bewegungsdosierung
Erweiterung des Bewegungsrepertoires der Grob- und Feinmotorik
Verknüpfung von Hand- und Fingerbewegungen mit der Lautbildung
Anbahnung des /K/ auf Lautebene (Siehe Abb. 9, auf S. 84)

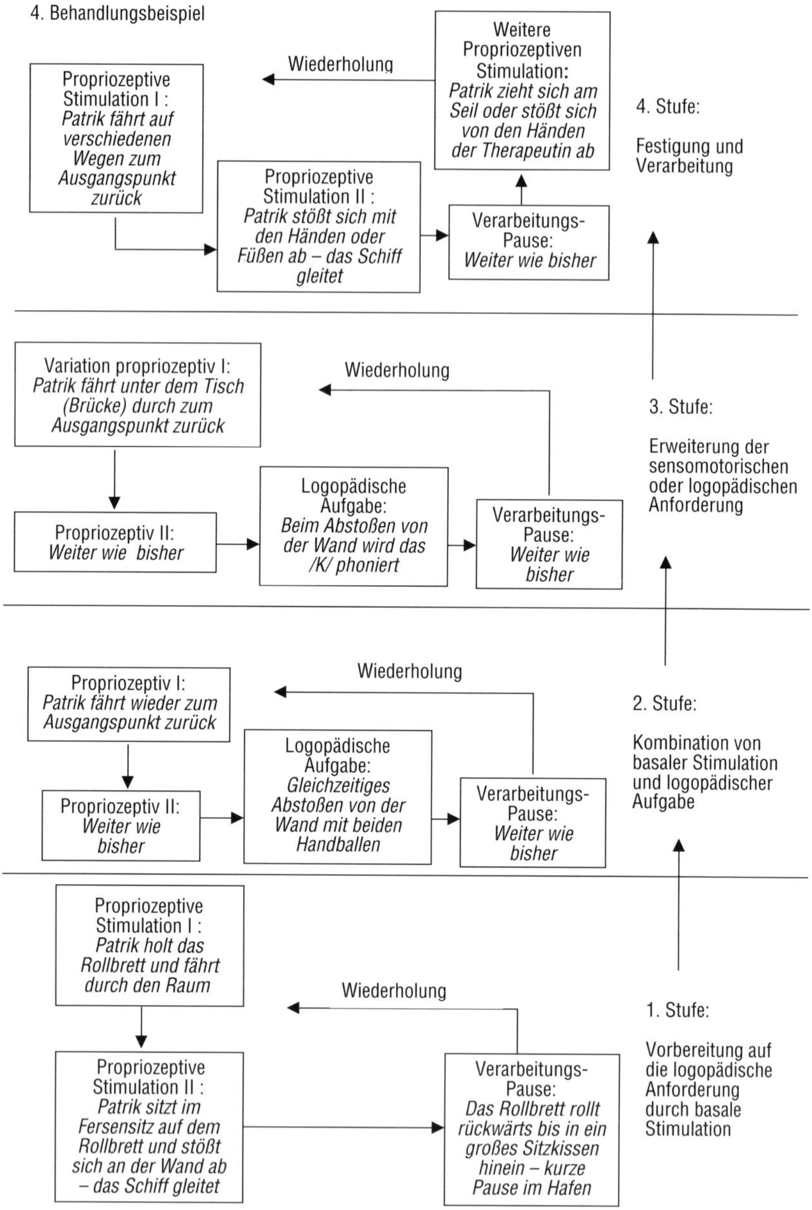

Abb. 9: Der propriozeptive-phonetische INSEL-Kreis

Stufe 1:

Propriozeptive Stimulation I :
Unabhängig vom Laut erfolgt zuerst immer eine tiefensensible Stimulation zur Vorbereitung des Körpers auf eine dosierte, gezielte Bewegung.

Propriozeptive Stimulation II:
Passend zum Laut erfolgt die Vorbereitung des Körpers durch einen entsprechenden Bewegungsablauf. Die Tonusregulation mit einer hohen Spannung zu Beginn der Bewegung und einem plötzlichen Lösen dieser Spannung übernimmt z.B. die Art der Plosivlautbildung.
Bei der Anbahnung eines langen Lautes (z.B. /SCH/) sollte eine fließende Bewegung mit eine gleichbleibenden Tonus gewählt werden.

Thema der Stunde: „Das Schiff fährt von Hafen zu Hafen"

Stufe 2:

Die logopädische Aufgabe besteht in der Lautanbahnung /K/. Allerdings ist es notwendig, dass vor der tatsächlichen Lautproduktion die Stimulation und Bewegung der Hände erfolgt, da auf diesem Wege die Bewegungen innerhalb des Mundraums vorbereitet werden. Als logopädische Aufgabe in dieser Stufe wird daher der Einbau der feinmotorische Bewegung im Sinne einer lautunterstützenden Bewegung angesehen.
Die Handballen werden in die Bewegung einbezogen, um den Zungenrücken und das Gaumensegel zu aktivieren.
Im Verlauf der Übung zeigt sich, dass Patrik die Zusammenarbeit beider Hände beim Abstoßen mehrfach üben muss. Nach einigen Durchgängen wird sowohl die Bewegung des Körpers als auch die Handbewegungen passend zum anzubahnenden Laut ausgeführt – die nächste Stufe kann folgen.

Stufe 3:

In dieser Phase werden die vorbereitenden Bewegungen mit der Lautproduktion kombiniert. Nur wenn die Lautproduktion tatsächlich erfolgt, wird auf der Stufe 3 weitergearbeitet. Wenn der Laut nicht korrekt gebildet wird, sollte die Stufe 2 wiederholt und die Qualität der Bewegungen vorbereitend verbessert werden.

Nach einigen erfolgreichen Wiederholungen müssen innerhalb der Stufe 3 viele Variationen vorgegeben und angeleitet werden. Sowohl die Grob- als auch die Feinmotorische Bewegung wird immer wieder verändert und „entfernt" sich vom Ziellaut.

Patrik bildet das /K/ bereits beim ersten Durchgang richtig, also kann bereits beim zweiten Mal die Handbewegung leicht verändert werden – Patrik stößt sich nur mit einer Hand ab. Im weitern Verlauf bildet Patrik das /K/ auch dann richtig, wenn die Handbewegung weggelassen wird oder statt der Hände die Füße die Arbeit übernehmen.

Stufe 4:

Die Therapieeinheit zur Lautanbahnung /K/ ist beendet.
Bis zur nächsten Stunde wird Patrik das /K/ täglich zuhause üben – er will selbst überlegen und ausprobieren, zu welchen Bewegungen es zuhause passen könnte.
In der folgenden Therapieeinheit können bereits Wort mit /K/-Anlaut im INSEL-Kreis erarbeitet werden

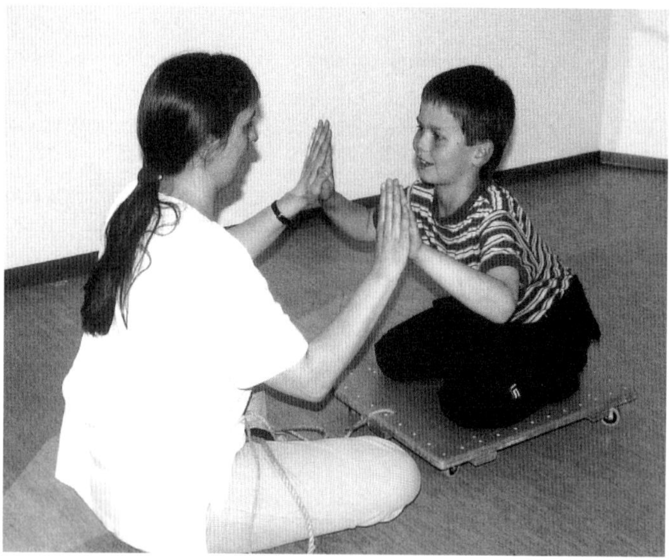

Rollbrett Hand an Hand – Veränderung der Bewegung beim /K/

5. Literatur

Ayres, A. Jean: Bausteine der kindlichen Entwicklung, Springer Verlag Berlin, Heidelberg 1984

Brand, Ingelid / Breitenbach, Erwin / Maisel, Vera: Integrationsstörungen – Diagnose und Therapie im Erstunterricht, Verlag-Maria-Stern-Schule des Marienvereins, Würzburg 1988

Brüggerbors, Gela: Einführung in die holistische sensorische Integration (HS) Teil 1: Sensorische Integration und holistische Evaluation, borgmann publishing, Dortmund 1992

Defersdorf, Roswitha: Drück' mich mal ganz fest, Herder Verlag, Freiburg 1992

Fischer, A.G./ Murray, E.A / Bundy, A.C.: Sensorische Integrationstherapie Theorie und Praxis, Springer Verlag 1998

Goddard, Sally: Greifen und Begreifen – persistierende frühkindliche Reflexe, VAK-Verlag Kirchzarten 1998

Kiesling, Ulla: Sensorische Integration im Dialog, verlag modernes lernen, Dortmund 1999

Pauli, Sabine / Kisch, Andrea: Geschickte Hände – feinmotorische Übungen für Kinder in spielerischer Form, verlag modernes lernen, Dortmund 1993

Pauli, Sabine / Kisch, Andrea: Was ist los mit meinem Kind? Bewegungsauffälligkeiten bei Kindern, Urania Ravensburger Buchverlag, Ravensburg 1992

Pickler, Emmi: Lasst, mir Zeit – Die selbständige Bewegungsentwicklung, Richard Pflaum Verlag München 2001

Saetre, Anne Marie: Peter und Nadine – zwei ganz normale Kinder, Erkennen und Behandeln von sensorischen Integrationsstörungen, verlag modernes lernen, Dortmund 1996

Hrsg. Schmidt: Neuro- und Sinnesphysiologie, Springer-Verlag Berlin-Heidelberg 1993

Zimmer, Katharina: Schritte ins Leben, Kösel Verlag München 1988

Zinke-Wolter, Petra: Spüren – Bewegen – Lernen, borgmann publishing, Dortmund 1991.